LES
DÉCOORDINATIONS ORGANIQUES

ÉTUDES NOUVELLES DE MÉDECINE PRATIQUE

ET DE PATHOLOGIE GÉNÉRALE

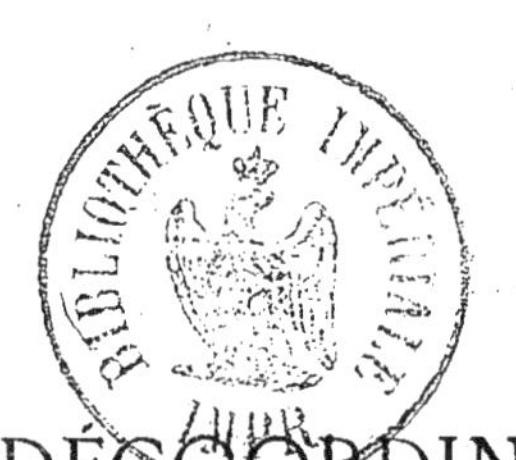

LES

DÉCOORDINATIONS ORGANIQUES

PAR

ANTOINE CROS

DOCTEUR EN MÉDECINE DE LA FACULTÉ DE PARIS
PROFESSEUR PARTICULIER DE PHYSIOLOGIE
ET DE DIAGNOSE MÉDICALE

MÉDECIN HONORAIRE DE LA LÉGATION DU BRÉSIL EN FRANCE
CHEVALIER DE L'ORDRE IMPÉRIAL BRÉSILIEN DE LA ROSE, ETC.

PARIS

IMPRIMERIE L. POUPART-DAVYL

3o, RUE DU BAC, 3o

1866

La France médicale a déjà publié, dans ses numéros des 19, 22, 26, 29 septembre, 3, 6, 10, 13, 17 et 20 octobre 1866, cette première partie d'un grand travail dont nous nous proposons de publier prochainement la suite.

LES

DÉCOORDINATIONS ORGANIQUES

I

Les doctrines anciennes et celles qui règnent aujourd'hui ne pouvaient contenir la théorie des décoordinations organiques.

Malgré les vues profondes que les anciens médecins nous ont laissées, malgré les précieuses données de l'empirisme antique, malgré les progrès que la physiologie normale ou pathologique doit surtout aux savants de notre siècle, malgré tant de richesses accumulées, l'observation de tous les jours montre aux moins attentifs qu'il reste encore bien des conquêtes à faire dans le vaste champ des sciences médicales.

On est loin de connaître dans leur essence propre toutes les souffrances, toutes les perturbations que les organismes vivants peuvent subir.

De patientes recherches relatives à quelques-uns de ces troubles, mal étudiés jusqu'à présent, nous ont permis de voir dans leurs vrais rapports un grand nombre de maladies dont l'ensemble doit constituer l'une des divisions les plus naturelles et les plus importantes de la pathologie, sous le nom de *décoordinations organiques*.

Si, jusqu'à présent, les états morbides que nous désignons ainsi ont échappé à l'attention des plus grands cliniciens, ou bien s'ils ont été confondus par eux, sous diverses dénominations, avec d'autres états qui les précèdent, qui les suivent, ou qui les accompagnent, et qui en sont tantôt la cause, tantôt l'effet ; s'ils ont été surtout confondus avec leurs manifestations extérieures, cela tient aux données sur lesquelles se sont fondées les conceptions nosologiques et les classifications qui ont été de tout temps l'expression fidèle de ces conceptions.

En effet, l'histoire de la médecine nous offre deux préoccupations constantes chez ceux qui l'ont exercée :

1° Apercevoir un groupe distinct de symptômes, le désigner par une dénomination qui rappelle en même temps l'ensemble des moyens thérapeutiques qu'on doit lui opposer, cette double conception constituant la connaissance complète de la maladie, exprimant *sa nature*, comme disait Hippocrate.

2° Savoir à quelle lésion intérieure correspond tel ensemble symptomatique pour pouvoir attaquer le mal dans son foyer, dans sa source, dans *sa cause*, comme disait Morgagni.

Ces deux tendances étaient très-légitimes, sans doute, mais la prédominance de chacune d'elles a déterminé deux directions bien connues, celle des écoles vitalistes et celle des écoles organiciennes. Ces deux points de vue de l'observation médicale, qui ont, l'un et l'autre, donné d'assez bons résultats lorsqu'ils ont été appliqués simplement à l'étude expérimentale des objets qu'ils peuvent embrasser, n'ont abouti qu'à de graves erreurs, ou tout au moins qu'à des résultats négatifs, lorsqu'on les a pris pour des principes inattaquables, absolus, universels, pour des dogmes scientifiques.

A ce point de vue, ils n'ont pas eu plus de valeur que toutes les hypothèses naïves qu'on a bien improprement décorées du nom de *systèmes*, et dont le vice commun a toujours été de vouloir tirer toute la science d'un seul théorème bien démontré, d'un seul axiome plus ou moins évident, et toutes les vérités d'une seule, tandis que *l'unique méthode vraiment féconde consiste, au contraire, à faire intervenir dans l'étude des moindres circonstances d'un fait toutes les notions précédemment acquises et qui paraissent s'y rapporter même de loin ; à ne croire à l'exactitude d'une induction que lorsqu'elle est en concordance parfaite avec un grand nombre d'autres, par conséquent à multiplier, non pas le nombre des observations identiques ou semblables, mais celui des procédés divers d'investigation.*

Aussi, parmi toutes ces théories mal faites, parmi tous ces fragments d'hypothèses, dans ces prétendus systèmes que le moindre fait anatomique suffisait à renverser, dans ces formules où le contradictoire se montrait dès qu'un faible rayon de la réalité venait à luire, comment s'étonner qu'on n'ait pu trouver la clef véritable de la pathologie ?

La preuve que la clef véritable de la pathologie n'est point dans cet ensemble d'idées confuses, c'est que, jusqu'à nos jours, on n'a fait aucun traité d'étiologie médicale, et que cette science n'existe que de nom; c'est que nous n'avons point de traité de prognose, si ce n'est le petit livre d'Hippocrate, qui ne contient d'intelligible et de précis que les signes de l'agonie; c'est qu'enfin la thérapeutique dominante de notre temps n'a presque d'autre guide que l'empirisme dans le petit nombre de cas où elle ne se borne pas à l'expectation franche ou dissimulée.

Mais comment sortir de la voie où la science paraissait marcher en vertu de l'ordre naturel des choses? A quel genre de faits, à quelles doctrines pouvait-on demander la solution de toutes les obscurités que présente l'observation; comment éviter les déceptions de la thérapeutique pratique?

Si nous sommes organiciens, nous ferons-nous vitalistes ou animistes? allons-nous renoncer au scalpel, au microscope, à l'étude savante des faits, à l'investigation robuste en plein réel, pour rêver philosophiquement à cette bonne nature médicatrice dont le moindre tort est de nous tuer avec autant d'art qu'elle nous guérit, à ce fameux principe vital, ce Protée insaisissable qui explique si bien tout ce qu'on ne s'explique pas? Laisserons-nous le diagnostic anatomique pour on ne sait quelle autre espèce de diagnostic? Manœuvrerons-nous parmi les *éléments* de Montpellier au lieu de combattre les *organopathies* de Paris?

Reviendrons-nous aux formules du passé? Jamais! Le progrès ne marche pas à reculons. En outre, il faut le proclamer, toute doctrine prétendue nouvelle qui laisse de côté les trésors scientifiques antérieurement acquis, et qui ne peut mettre en mouvement et en œuvre tout l'ensemble de la science réalisée au moment où elle paraît doit être rejetée comme surannée, nous la donnât-on comme née d'hier.

L'organicisme est, sans contredit, la doctrine dominante de la plus savante peut-être de toutes les écoles, de l'école de Paris, où, de nos jours, vivent, avec le *strictum* et le *laxum* de Thémison et toutes leurs transformations, l'antique humorisme galénique, le solidisme, moins vieux peut-être, l'irritation de Broussais, tempérée par un éclectisme plein de prudence, la chimiâtrie à laquelle un sage pneumatisme ne saurait nuire en quoi que ce soit. Ajoutez à tout cela un peu d'animisme stahlien, et de ce vitalisme hippocratique dont Montpellier a presque fait une religion. On s'étonne que cette Babel garde cependant, au milieu de cette diversité de tendances, une certaine unité qui rappelle une expression célèbre d'Horace : *Rerum concordia discors !*

Mais au milieu de ces tendances doctrinales si divergentes, de ces mouvements incohérents sans doute, s'élaboraient sans relâche les œuvres souvent précieuses de chaque libre individualité, et sous l'influence des idées organiciennes s'est élevée l'anatomie pathologique, monument plus durable que l'airain.

Cette doctrine, cependant, qui fait de l'organe qu'on croit fixe, ou qu'on suppose tel, le but de toute recherche et de toute action, cette doctrine qui règne encore parce qu'elle s'appuie sur de la science vraie, et qu'elle n'a eu contre elle que les vaines revendications d'un passé déjà fossile; cette doctrine, dans laquelle notre éducation médicale s'est faite, est, il faut l'avouer, aussi défavorable que possible à l'étude de l'ordre de faits dont nous venons parler. Elle ne les a jamais vus sous leur aspect réel, et ne pouvait, sans se détruire, consentir à les voir ; aussi, en présentant ces faits et les inductions qui en sont sorties aux maîtres vénérés de l'école de Paris, c'est à leurs doutes scientifiques, plus encore qu'à leur vaste savoir, qu'il convient de nous adresser ; car c'est seulement en brisant plusieurs des catégories qu'ils ont construites que nous pouvons constituer la classe nosologique des décoordinations.

En effet, l'anatomie, et surtout l'anatomie pathologique, étant donnée comme le centre des études médicales, étant placée (quoi qu'on en ait dit) bien au-dessus de la physiologie, sous le vain prétexte qu'elle en est la base, on n'a pas assez distingué la médecine vivante de la pathologie morte ; l'organe étant considéré comme le principe de la vie, comme la source de la force, la lésion devait être le principe de la maladie : *Sans organe, point de fonction, et, par conséquent, point de vie*, dit la doctrine. (Malgré la confusion d'idées plus réelle encore qu'apparente qui s'y trouve, cette formule paraît vraie, mais ne prouve rien dans la question.) Donc, *point de maladie sans lésion organique.*

Mais que faut-il entendre par *lésion* ?

Le sens chirurgical de ce mot est, en quelque sorte, tombé en désuétude ; et nous ne sommes plus au temps où, sur la foi d'une induction très-incomplète, on supposait l'inflammation localisée d'un organe intérieur, toutes les fois qu'un mouvement fébrile était constaté.

Le mot lésion représente communément toute altération, soit *physique*, soit *chimique,* d'un tissu, d'un liquide, d'une partie ou d'un viscère.

Quelques médecins se disant de l'école organicienne ne craignent pas même de nommer lésion toute altération, non-seulement appréciable mais encore concevable, de la matière organisée. Ils vont jusqu'à désigner ainsi de simples changements survenus dans les oscillations de ce qu'on nomme encore les *fluides* ou les *corps impondérables*, dans les distributions des forces physiques libres que les liquides circulants contiennent. S'ils reconnaissent, par exemple, une élévation accidentelle de la température dans un organe, ils diront que cette augmentation insolite de chaleur « est la seule *lésion* » que l'on puisse y constater. C'est une affaire de pure grammaire, dont nous n'avons pas à traiter; nous ne pouvons cependant nous empêcher de remarquer que l'emploi de ce langage, conciliant à l'excès, ne permettrait pas de trouver un seul médecin, depuis que la médecine existe, qui n'apparînt pas à l'école organicienne.

Nous ne voulons pas soutenir que la phénoménalité morbide se passe ailleurs que dans l'organisme; nous ne contestons nullement que des modifications organiques, matérielles, physiques accompagnent et expriment tous les troubles, même purement dynamiques, dont les corps vivants sont le théâtre; mais, de même qu'une sphère de métal chargée d'électricité n'est point pour cela *lésée*, bien que son état moléculaire soit changé peut-être, nous ne dirons pas, *à priori*, qu'un être en proie à des convulsions, par exemple, dont la cause peut être essentiellement dynamique, présente des lésions, et si nous découvrons des modifications organiques profondes dans des cas pareils, nous aurons à nous demander si ces modifications sont consécutives à ces mouvements ataxiques, ou bien si elles en sont les causes.

Ce que nous reprochons surtout à l'organicisme actuel, comme à toutes les doctrines anciennes, c'est d'être fondé sur des inductions trop promptes, c'est de voir les choses avec une simplicité de ressorts qui n'existe pas dans les faits. En outre, c'est d'habituer le médecin à penser presque exclusivement, en présence d'un être qui souffre, à la lésion que la nécroscopie pourrait révéler, à rapporter tout le diagnostic à cette lésion ; de là la prétention de faire de la *chirurgie interne*, suivant l'expression spirituelle de l'un des plus grands esprits de l'école dont nous parlons, prétention qui aurait étouffé toute thérapeutique (vu que les lésions qui ont tué sont le plus souvent au-dessus de toute action médicale) sans la bienheureuse inconséquence de l'intelligence humaine, qui *voit* avant de *savoir* et qui parfois agit droit tout en pensant de travers, sans le « détestable » empirisme qui est la seule planche de salut quand la science vraie reste muette.

On verra bientôt par quelles conceptions nous avons été guidé dans nos recherches ; nous développerons successivement ces conceptions dans tous les rapports qu'elles ont avec la question grave que nous soulevons aujourd'hui ; mais ce qu'il nous importe de faire tout d'abord remarquer, c'est qu'elles sont sorties principalement de l'étude organologique de l'être sain ou malade poussée aussi loin que possible et pratiquée à l'aide des meilleurs moyens qui nous étaient donnés.

II

*La délimitation précise et la corrélation des organes,
exprimant les rapports dynamiques des diverses
régions, pouvaient seules faire découvrir les lois
de la coordination physiologique.*

En tête des moyens de diagnose exacte, il faut en
placer un dont la magnifique invention d'Auenbrugger,
la percussion, avait été la préparation nécessaire. Nous
voulons parler de l'*organographie plessimétrique*, gloire
immortelle de M. Piorry et de l'école de Paris.

A ce propos, qu'il nous soit permis de revendiquer la
faible part qui nous appartient dans l'instauration de ce
procédé d'exploration réelle. L'idée de frapper sur une
plaque étroite et rectiligne, au lieu d'un large ellipsoïde,
pour obtenir la délimitation précise des organes, la réalisation de cette idée, la démonstration théorique et pratique des avantages résultant des conditions nouvelles
dans lesquelles nous placions la percussion délimitatrice,
tout cela nous appartient, bien qu'on ne nous ait peut-
être pas rendu pleine justice à cet égard.

Nous avons fait tout cela d'une manière consciente et
scientifique, frappé des erreurs grossières que nous
avions vu commettre, des difficultés attachées aux procédés en usage, appuyé sur les quelques notions de mé-

canique indispensables à la question, notions qui avaient évidemment manqué aux premiers investigateurs.

Depuis le jour où nous avons présenté à l'Académie de médecine notre travail sur ce sujet, personne ne s'est écarté de la voie que nous avions tracée, et plusieurs médecins distingués, parmi lesquels il faut citer M. le docteur Germe (d'Arras), ont fait de nombreuses et belles expériences confirmatives de nos inductions. Mais une longue suite de faits observés par nous depuis plus de six ans montrera mieux encore l'importance de ce menu détail, sans lequel l'organographie ne serait jamais sortie du domaine des curiosités scientifiques.

Mais ce n'est pas seulement le procédé de délimitation qui a pu nous indiquer qu'un grand ordre de faits pathologiques était à découvrir. Il fallait non-seulement chercher la forme et le volume des organes pour constater leur état normal ou pathologique individuel, non-seulement étudier leur *influence mutuelle*, mais encore les voir dans leur *corrélation physiologique*.

La corrélation des organes, en effet, c'est-à-dire l'expression des rapports de volume, de figure et de situation des espaces organiques mise en regard avec les caractères généraux et locaux des formes extérieures, n'est pas seulement l'expression des modifications que peuvent subir les tissus des appareils viscéraux, ni des troubles absolument mécaniques occasionnés par les changements matériels si remarquables et quelquefois si singuliers qui s'y produisent; cette corrélation, fixée par le dessin, éclairée par tous les moyens de diagnose, étudiée d'abord dans ses éléments, et conçue ensuite par l'esprit dans le synthétisme qui la constitue, représente :

1° La distribution des forces que le système nerveux

puise au dehors, soit par l'intermédiaire des sens, soit autrement, et peut-être de celles qui surgissent et rayonnent des centres de ce système ;

2° La répartition des substances solides ou liquides dans les organes figurés, dans ceux qui n'ont pas de formes propres, dans les interstices des uns et des autres ;

3° La répartition des éléments histologiques soit normaux, soit de formation nouvelle, dans les lieux qu'ils occupent habituellement ou en dehors de ces lieux ;

4° Les tendances hypertrophiques et atrophiques, hypersthéniques et hyposthéniques ;

5° La distribution des forces organiques indépendantes, quant à leur origine, du système nerveux, qui régissent l'absorption et le rejet dans tous leurs modes, et l'influence que les forces névrosthéniques exercent sur elles ;

6° L'action de la dynamique générale des milieux naturels, chaleur, électricité, pression atmosphérique, pesanteur, etc., et celle de la dynamique spéciale particularisée dans les aliments, dans les boissons, dans les substances médicamenteuses, dans les parfums, dans mille conditions spéciales créées au sein des milieux plus particulièrement humains ;

7° Les transformations intérieures souvent périlleuses qui se produisent dans certaines phases de l'évolution des êtres, en rapport avec leurs transformations extérieures, surtout fréquentes dans l'enfance, dans l'adolescence, à l'âge de la puberté, à tous les âges critiques ;

8° Enfin, les directions de tous les courants partiels ou généraux qui peuvent entraîner dans les diverses régions de l'organisme les activités complexes et variables de la vie.

III

Relations des formes et des forces dans l'évolution des organismes. Puissance directrice des mouvements partiels dont se compose la vie totale des êtres.

L'homme ou l'animal, en effet, n'est pas simplement un *corps matériel doué de vie*, comme on le dit assez naïvement quelquefois; il faut le considérer comme un ensemble de tourbillons coordonnés, compris dans une forme. Sans doute, cette expression de *tourbillon* est depuis longtemps discréditée, nous le savons; et longtemps on a bafoué notre grand Descartes pour avoir voulu faire de l'idée qu'elle représente la base de ses théories en physique. Cependant, comment nommer les mouvements multiples, variés, combinés, dont se compose cette entité insaisissable qu'on nomme la vie, circulation du sang et de la lymphe, mouvements continuels d'endosmose et d'exosmose, circulations dynamiques le long des conduits nerveux, et tant d'autres mouvements encore mal discernés?

Les organes font tout cela, nous dira-t-on. Tout cela crée les organes! répliquerons-nous. Il est impossible de le nier à qui s'est aperçu qu'il existe une puissance particulière dont le rôle est de coordonner cet ensemble dans la figure totale de l'être comme dans chacun des lieux spéciaux où chaque fonction s'accomplit.

La matière vivante étant arrangée en organe spécia.
ne sert qu'à fixer une fonction. Les tourbillons circula-
toires se créent des vaisseaux, ou, si l'on veut, les vaisseaux, en vertu de la puissance dont nous venons de
parler, se forment, grossissent, diminuent, disparaissent
pour reparaître encore, suivant l'évolution de la forme
immatérielle agissant sur l'élément matériel. Le cœur
se fait en vertu de la même évolution de la forme; dès
qu'il est créé, une fonction mécanique lui est confiée en
vertu de la forme même qu'il a reçue; la coordination
vitale n'a plus qu'à lui fournir une force et un rhythme.

L'organe devenant malade, s'altérant dans sa forme,
troublera la fonction sans doute; mais quelle rêverie
inconcevable a pu faire penser que de la forme de l'organe
sortait la fonction, et que celle-ci pouvait être expliquée
par celui-là ! Et comment peut-on rester dans cette illu-
sion, lorsque l'embryogénie a depuis si longtemps démontré que la fonction apparaît dans la matière presque
amorphe avant la constitution de l'organe? Si parfois
on a pu lire dans l'organe mort la vérité sur la fonction
vivante, comme cela est en partie arrivé pour la circulation du sang, est-ce une raison pour attribuer à cette
matière, sur laquelle s'appuie l'évolution formelle, d'autres propriétés que celle d'obéir en quelque sorte et de
recevoir les empreintes de la puissance directrice de l'organisation ?

Toute la question est dominée par cette proposition
indéniable, que *la forme vivante n'est pas fixe*, mais
évolutive.

On ne peut la concevoir que comme immatérielle,
mais occupant l'espace. La matière organique, qui ne
sert qu'à la fixer, ne la fixe que peu d'instants. C'est

même la fonction la plus importante de la matière que de fournir cette sorte de fatalité statique qu'on nomme l'*inertie* (inertie qui n'est sans doute elle-même que relative). Ajoutons que cette matière organique est d'ailleurs elle-même composée de formes élémentaires évolutives aussi.

Donc la matière dont le corps se compose répondant aux nécessités statiques de la vie terrestre, fixant l'homme au sol de sa planète, et faisant concourir la pesanteur à un grand nombre de fonctions, la puissance de coordination organique gouvernant les tourbillons dont la forme humaine intime est composée, enfin la dynamique des tourbillons et la dynamique extérieure étant en rapports continuels — antagonisme incessant, où la puissance de coordination organique doit régner triomphante sur les forces assimilables, et se défendre contre les autres, — tels sont les points principaux qu'il faut considérer pour concevoir que la vie peut s'expliquer, au moins dans ses principaux modes, et pour comprendre que la maladie peut intervenir dans le cours de l'évolution d'une existence organisée.

Cela posé d'abord, et devant être plus amplement expliqué dans le cours de ce travail, revenons à l'objet de notre étude.

IV

Rang que doivent occuper les décoordinations dans les classifications nosologiques.

Les décoordinations organiques sont les troubles morbides les plus fréquents, quelquefois les plus graves, toujours les plus importants à connaître dans l'ordre des souffrances humaines, parce qu'ils constituent la plupart des causes organiques des maladies aiguës ou chroniques, dans le sens qu'on donne aujourd'hui le plus généralement au mot *maladie*, surtout dans l'école organicienne, parce qu'ils se mêlent à ces dernières et qu'ils en modifient singulièrement la marche, l'intensité, l'étendue la gravité, parce que souvent le traitement destiné à les faire disparaître fait disparaître avec elles un grand nombre de troubles organiques et de lésions qui auraient résisté à toute médication directe, dite spécifique ou rationnelle. A ces divers titres, les décoordinations organiques doivent donc former la première division dans toute bonne classification nosologique, et précéder notamment celle des inflammations ou phlegmasies.

Dans les grandes lignes que nous venons de tracer, nous avons déjà presque absolument circonscrit l'ordre de phénomènes dont nous voulons parler ; l'étude attentive des faits nous les montrera peu à peu dans la multiplicité, comme dans l'étendue de leurs rapports réels.

Nous appelons décoordinations organiques, ainsi qu'on l'a déjà compris sans doute, les états pathologiques dans lesquels on voit certaines parties de l'organisme vivant, certains appareils des diverses fonctions de la vie, se séparer en quelque sorte, ou plutôt séparer leur action du *consensus* général, de la sympathie ou de la syncrasie intra-organique, de cette inconnue, au moins sentie, sinon nettement discernée par les médecins de tous les temps, et que nous nous sommes efforcé de mieux déterminer, en la distinguant de plusieurs autres pouvoirs avec lesquels on l'avait toujours confondue, et en la nommant *puissance de coordination organique* (*).

Comme les esprits de notre temps, même les plus distingués, sont assez éloignés d'admettre ce que nous venons leur présenter, et que la langue médicale qui doit l'exprimer simplement et nettement n'est pas encore faite, il nous sera peut-être difficile de faire comprendre notre pensée dans la stricte rigueur de ses limites, et d'empêcher qu'on ne nous croie soit en deçà, soit au delà des points que nous voulons étudier.

Remarquons tout d'abord qu'il serait impossible de nous comprendre, si l'on gardait, malgré toutes les données de la physiologie expérimentale et de la pathologie

---

(*) Nous avons étudié, dans un ouvrage qui s'imprime en ce moment, cette puissance de coordination organique. Nous l'avons distinguée de la puissance de coordination supérieure. Nous avons déterminé ses principaux caractères différentiels et ses manifestations physiologiques les plus importantes. Le livre dont nous voulons parler a pour titre : LES FONCTIONS SUPÉRIEURES DU SYSTÈME NERVEUX, *recherche des conditions organiques et dynamiques de la pensée*. Il contient un ensemble de conceptions physiologiques dont la théorie des décoordinations peut être considérée comme un corollaire.

physiologique, l'idée absurde de l'unité indivisible de l'être, si l'on ne voyait pas que tout être humain est un royaume où gouverne la puissance de liberté, que dans ce règne de l'unité ontologique supérieure se trouve la multiplicité organique et fonctionnelle à toutes les hauteurs de la série des fonctions, enfin, si l'on n'avait pas déjà vu soi-même, sous l'acier de la vivisection ou dans les drames de l'observation clinique, la décoordination dont nous allons parler.

V

Multiplicité fonctionnelle de l'être vivant.

L'être, en effet, est multiple dans son unité, comme Platon l'avait si bien vu, comme Van Helmont l'avait si bien dit, en ses transparentes métaphores, en distinguant plusieurs archées ou *puissances* dans toute organisation évolutive. L'être a le pouvoir de disposer en divers groupes, de diriger de diverses façons ces puissances, selon les conceptions supérieures qui règlent ses actions. Il est, en d'autres termes, susceptible de dédoublement normal; il est fonctionnellement divisible.

La *réflexion* elle-même est un dédoublement, l'un des plus simples et l'un des plus fréquents; elle consiste en ce qu'une partie de l'être dit une chose que l'autre partie écoute. De même que dans certains cas qu'on trouvera plus probants peut-être, une partie de l'être exécute des actes complexes et nombreux dont l'être lui-même n'a pas conscience, et auxquels il ne prend aucune part.

· Dans l'ordre des fonctions supérieures, tout dédoublement d'une archée secondaire (si l'on peut ainsi dire) qui n'obéit plus à l'être central est une décoordination. Toute action réflexe, par rapport à la *puissance de volonté,* se trouve dans ce cas.

Tels sont aussi les phénomènes qui se produisent dans les divers genres d'ataxie locomotrice et dans toutes les maladies convulsives. Les décoordinations de la vie des relations extérieures sont précisément à cette puissance de volonté, qui n'agit que dans le cerveau, ce que les décoordinations organiques, dont nous nous occupons plus spécialement dans ce travail, sont à cette puissance de coordination générale, dont nous avons ailleurs établi l'existence, et qui, dans les fonctions de la vie organique, joue, à l'insu de l'être et dans tout son organisme, le même rôle que la volonté dans l'ordre de ses fonctions supérieures.

VI

Importance pathologique des décoordinations. Action que la médecine réelle peut exercer sur ces troubles organo-dynamiques.

Pour que le séjour et le développement d'un être vivant soient possibles dans un milieu donné, il est indispensable que cet être soit armé contre toutes les causes.

de destruction qui l'environnent. C'est là une de ces vérités comparables, pour l'évidence, aux axiomes de la géométrie. Un organisme est une armure. On sait combien la création a dû varier la forme des instruments de défense selon les différents milieux que les êtres étaient destinés à peupler, selon le nombre des dangers qu'il fallait éviter et la puissance des activités qu'il fallait combattre.

Si l'on étudie dans la série zoologique les armes offensives et défensives dont les êtres sont munis (*), on s'aperçoit que, si les appareils visibles de protection et les instruments d'attaque semblent çà et là disparaître à mesure qu'on s'élève, ils sont alors en réalité remplacé par des conditions de complexité plus grande et d'unification plus complète de l'organisme intérieur. Ces conditions sont bien préférables aux engins matériels qu'elles viennent en quelque sorte supprimer. C'est ainsi que, si l'on compare les articulés à squelette externe avec les vertébrés, on voit que la résistance, et même souvent la force, est remplacée chez ces derniers par la rapidité, l'étendue et la variété des mouvements; de là multiplication des rapports de l'être avec le milieu qu'il occupe, amplification de ce milieu; mais en même temps les dangers extérieurs croissent et s'étendent dans la même proportion.

Aussi l'homme le plus puissant, le mieux armé réellement, bien que l'un des plus faibles en apparence de tous les êtres terrestres, est-il exposé à des dangers plus nombreux et plus variés que tous les autres; mais sa sou-

---

(*) Voir les beaux chapitres du *Développement de la série organique*, de M. Henri Favre.

plesse organique lui permet de se faire à des conditions très-variées, de s'acclimater en des régions très-différentes ; et par ses facultés supérieures, il agit souvent sur les milieux qu'il occupe, plus encore que ces milieux n'agissent sur lui.

Or, on peut définir la santé de chaque être : l'état dans lequel il est le mieux armé contre les activités de tout ordre qui tendent à le détruire.

Par conséquent, le but suprême de la médecine doit être d'étudier, dans toute leur profondeur, les types individuels, d'en déterminer les valeurs relatives et l'équilibration dynamique intérieure, et de les diriger vers cet état d'harmonie où l'ensemble des fonctions présente les meilleures conditions dynamiques, où le corps contient, si l'on peut ainsi dire, la plus grande somme de force et de vitesse virtuelles, vers cet état d'harmonie, où toutes les fonctions de la vie des relations organiques servent les fonctions des relations extérieures au lieu de les troubler, et où ces deux ordres de fonctions servent celles de la vie supérieure vers laquelle tout, dans l'être humain, doit être orienté.

La médecine ainsi considérée, il ne faut pas se le dissimuler, est une médecine toute nouvelle ; car, jusqu'à présent, on n'a pu étudier, même dans les cliniques les plus attentives, que des maladies abstraites ou des états pathologiques abstraits, c'est-à-dire abstraction faite des qualités spéciales de l'être qui les subit, maladies, états pathologiques auxquels on applique des formules de médication également abstraites, que la statistique inepte et brutale est seule appelée à juger. La seule tendance vers ce que nous réclamons, vers ce que nous essayons de pratiquer, n'est représentée, dans toutes les nosographies

médicales des temps passés et de notre temps, que par
la recommandation banale de « *tenir compte de l'âge,
du sexe et du tempérament des malades.* »

L'étude de l'homme sain ou malade, ou plutôt des
types humains, dans les divers états où on peut les observer, faite, *en tenant compte de toutes les différences
individuelles*, peut seule donner la vue claire et précise
de la décoordination organique.

Avec les méthodes les plus précises d'observations dirigées ainsi vers l'étude différentielle des faits physiologiques et pathologiques, on constate que, si l'on excepte
les cas relativement rares où l'individu se trouve frappé
à l'improviste par des forces hors de proportion avec ses
moyens de défense, ces troubles pathologiques, nommés
par nous *décoordinations*, constituent les premières
atteintes que les milieux pleins de hasards hostiles portent à l'organisation.

C'est ainsi que l'on peut dire qu'il n'y a presque pas
de maladies aiguës, à proprement parler, et que les maladies chroniques également, au moment où elles sont
constatées, n'offrent, en réalité, que les périodes ultimes
de l'évolution, dès longtemps commencée, de très-nombreuses décoordinations.

VII

Manifestations fugitives et changeantes des décoor-
dinations organiques. Insuffisance des procédés de
diagnose généralement employés.

Si le plus souvent on laisse ainsi le mal s'établir peu à peu et s'emparer lentement de plusieurs centres organiques, ce n'est pas qu'au début ces décoordinations ne s'accusent par des symptômes très-saisissables et même souvent par des souffrances inquiétantes pour les malades ; mais ces souffrances disparaissent souvent d'elles-mêmes, ces symptômes sont fugitifs ; bien plus, ils reviennent pour disparaître encore ; ils ne sont presque jamais en rapport direct avec le genre de décoordination qui les amène ; ils se rattachent à des décoordinations secondaires qui ne font en quelque sorte que passer. Notez que sous l'empire de circonstances dont le malade ne se rend pas bien compte (et cela n'est pas rare) la guérison de la décoordination principale peut avoir lieu ; un voyage sur mer, une ambition satisfaite, une série d'événements heureux, quelquefois une émotion profonde mais passagère, un changement quelconque d'air ou d'alimentation produisent souvent ce résultat.

Si le médecin est consulté, ce qui est rare pour des dérangements de la santé semblables à ceux dont nous venons de parler, il considère, selon la doctrine régnante, chaque souffrance dont le malade se plaint comme une maladie, comme un état idiopathique qu'il rapporte naturellement à l'organe d'où la plainte paraît partir. Une douleur vers le quatrième ou le cinquième espace intercostal, par exemple, qui si souvent fait craindre au malade une de ces maladies du cœur qu'on ne guérit point, est encore souvent qualifiée, en dépit de la physiologie, d'affection névralgique du cœur; on la traite avec des liniments, des emplâtres, des narcotiques introduits par la méthode endermique, etc., etc. Pour des médecins plus instruits, la diagnose anatomique de la névralgie intercostale est établie; on constate que la douleur se réveille très-vive lorsqu'on presse de bas en haut le bord inférieur de la côte, qu'elle est presque nulle, au contraire, lorsqu'on presse de haut en bas l'espace intercostal; on trouve ensuite les trois points indiqués, je crois, pour la première fois par Valleix, et le médecin peut dès lors rassurer le malade sur toutes ses craintes. Le traitement est le même que dans le cas précédent. Le symptôme disparaît ou ne disparaît pas, mais la condition organique, la décoordination viscérale qui se cache derrière lui n'a pas même été soupçonnée, et le traitement s'est trouvé absolument nul contre elle.

Une fièvre éphémère survient, le médecin ne sait pas pourquoi, le malade pas davantage. Solution de sirop de groseilles ou de cerises, repos. La fièvre s'en va, que peuvent désirer de plus le malade et le médecin?

Dans d'autres cas la fièvre n'est pas éphémère mais elle est si peu vive qu'on n'y fait aucune attention, elle disparaît même plusieurs jours de suite; une contrariété, un peu de fatigue la raniment; le malade tousse un peu, on s'inquiète, l'oreille du médecin s'applique sur les ré-

gions supérieures du thorax, le murmure vésiculaire de
Laënnec s'entend parfaitement pur. La percussion sur le
doigt ne donne aucune matité sensible, aucune différence
notable de sonorité des deux sommets. Évidemment cette
petite fièvre à tort. Cependant, il faut faire attention, se
dit à part lui le médecin, tandis que dans son esprit des
images de lésions organiques passent, et vont porter à
son cœur d'honnête homme ce froid intérieur qui naît de
la rencontre d'une crainte et d'une responsabilité. Mais
à quoi sert de faire attention, et à quoi faut-il prendre
garde?

D'autres fois, les choses sont mieux déterminées : il
s'agit d'une douleur vive de l'estomac; elle survient, je
suppose, après le dîner, et, chose étrange! sans que la
digestion soit réellement troublée; le malade, qui ne la
ressent pas pour la première fois, s'avise, non sans
quelque imprudence, de prendre coup sur coup deux ou
trois glaces. La douleur disparaît instantanément avec
tout le malaise qui l'accompagnait, et de longtemps il ne
la ressent plus.

On a pu voir cela se passer ainsi, mais c'est le cas ex-
ceptionnel; bien plus souvent le malade va consulter son
médecin et lui raconte ce qu'il a éprouvé; en outre, il a,
dit-il, des nausées le matin (des vomissements parfois), la
douleur s'accompagne d'éructations acides, soit dans le
milieu du jour, soit le soir; son appétit est bon quelquefois, cependant comme par caprice, et même lorsqu'il ne
se livre pas à cet appétit suspect, la torture gastrique ne
lui fait pas défaut. Nous dirons bientôt à quel genre de
décoordinations correspondent ces troubles si fréquents
de la fonction digestive, à propos desquels Broussais a
rêvé la gastrite, et que, plus récemment, et surtout de-

puis Chomel, on a englobés dans la catégorie réaction-
naire des dyspepsies. Dyspepsies! terme de confusion
plutôt que de différentiation scientifique.

Dyspepsies, gastralgies, névralgies, ces mots grecs, qui
ne désignent que des symptômes, satisfont médiocrement
les malades hellénistes qu'on ne guérit pas. Mais le pis
est qu'on les guérit ou qu'ils guérissent tout seuls de ces
symptômes; dès lors on ne songe plus à en chercher la
cause, qu'on croyait prochaine, et qu'on regarde comme
détruite lorsque l'*effet* s'évanouit.

C'est à peu près là l'histoire de ce qui se passe dans la
pratique médicale, en présence de troubles extérieurs qui
signalent la production de ces changements profonds,
quelquefois formidables, de forme, de volume, de rapports anatomiques des organes, dignes à tous égards
d'étonner lorsqu'on les constate pour la première fois, et
qui correspondent à ce que nous nommons *décoordinations*.

Continuons à passer rapidement en revue ces troubles,
rarement rapportés à leurs conditions véritables.

Quelqu'un se plaint de palpitations du cœur. Point de
lésions valvulaires, soyons tranquilles, nous dit-on; point
de péril en la demeure. C'est souvent un symptôme de
la *chloro-anémie*, nous apprend M. Bouillaud. Mais on
les observe plus fréquemment encore dans des conditions
toutes différentes, nous apprend l'observation. Si les
antispasmodiques infidèles ne guérissent point, le temps
guérira; sachons attendre. Le temps ne fait rien tout
seul; et tel symptôme ne disparaît souvent qu'à la faveur
d'une décoordination viscérale nouvelle ajoutée à celle
qui l'avait provoqué, laissant après lui des conditions
matérielles plus fâcheuses et plus difficiles à découvrir.

Chez tel malade, ce sont des étouffements qui se produisent, intenses jusqu'à la cyanose, violents jusqu'à l'asphyxie; ils reviennent à périodes régulières ou irrégulières, les accès durent quelques secondes ou plusieurs heures; des malaises indéfinissables les précèdent et les accompagnent; ils sont suivis de langueurs extrêmes. La diagnose ne découvre point de productions hétérogéniques dans les poumons, ni d'autres lésions dans l'arbre trachéo-bronchique, ni de souffles rudes dans le cœur; les bruits de ce viscère sont sourds, ses battements énergiques; mais aucun bruit de râpe ou de scie ne s'y mêle, et le rhythme habituel n'en est point changé.

Cela pourrait bien être une variété de l'asthme essentiel des auteurs, que la thérapeutique soulage peu et guérit rarement, comme on le voit à la misérable profusion des formulaires officinaux ou magistraux au chapitre des antispasmodiques. Triste embarras du choix entre le nuisible et l'insignifiant !

Mais nous trouvons ici un cas bien différent de ceux dont nous voulons parler : il s'agit d'accès de fièvre réguliers, soit quotidiens, soit revenant tous les deux ou trois jours, accompagnés de céphalalgie intense, précédés de frissons, suivis de sueurs abondantes. Cette fois la maladie est plus claire, et grâce à la précieuse écorce américaine, ou mieux encore au « divin » sulfate de quinine, à ce « spécifique souverain », nous aurons raison de cette fièvre perverse qui mérite le nom de pernicieuse quelquefois.

Sans doute vous aurez raison de la fièvre; il peut se faire même que vous guérissiez complétement votre malade; mais souvent, le plus souvent même, le premier de ces résultats obtenu, vous ne tenez pourtant pas le se-

cond. Le patient n'a plus la fièvre, mais il n'est pas en
santé; vous avez fait d'une fièvre patente une fièvre la-
tente; la maladie est larvée, comme on disait autrefois.
Le mal est amoindri, sans nul doute, mais redoutons ce
qui se cache.

VIII

*Influence des décoordinations sur l'ordre des facultés
affectives et sur les fonctions supérieures.*

Les fièvres intermittentes et leurs formes diverses ne
sont que des cas particuliers de décoordinations organiques.

Aussi votre malade guéri vous présente-t-il des singu-
larités que vous n'aperceviez pas d'abord : vous voyez
quelques endroits de son *facies* comme couverts d'une
couleur sale qui rappelle celle que donnent les poussières
diverses. En outre de cette coloration toute spéciale, près
du nez, autour de la bouche, dans le sillon naso-labial,
vous remarquez ces pâleurs transparentes que les teintes
sombres des tissus sous-jacents, mariées aux colorations
jaunes du derme, font paraître bleuâtres ou verdâtres,
teintes souvent appelées chloro-anémiques, simples effets
d'optique ou d'opposition de tons qui se prononcent davantage ou se modifient dans certains points colorés,
près des lèvres, par exemple, et changent selon l'état de

tension ou d'asthénie des divers éléments de la peau.

Les yeux sont cernés, surtout vers le soir; le malade est maintes fois comme envahi par une tristesse irrésistible, qui le quitte sans raison comme elle l'avait pris. Autour du malade, on vous dit : Son caractère est bien changé; il était toujours doux et paisible; maintenant un rien le met en colère; il rougit et pâlit dès qu'on le contrarie; il ne domine plus ses émotions; et parfois il tombe dans un grand abattement; on croirait à certains moments qu'il va devenir fou.

D'autres fois, si c'est un homme de lettres, par exemple, ou un artiste, et si vous examinez ses travaux, vous constatez une dépression notable de son talent; en outre, vous le voyez abandonner l'ouvrage qu'il avait commencé, ou n'y travailler qu'avec dégoût; si c'est un de ces êtres qui ne peuvent produire d'œuvres inférieures, vous voyez au moins ses productions se montrer décousues et incomplètes; il s'aperçoit alors très-bien que ses facultés supérieures lui font défaut; et il tombe dans le plus profond découragement.

Les décoordinations organiques se manifestent par une multitude de symptômes divers. Beaucoup de ces symptômes ont été rapportés à des maladies (nous voulons dire des organopathies) auxquelles ils n'appartiennent point, bien qu'ils apparaissent quelquefois à leur occasion, c'est-à-dire par leur influence éloignée. Quand ils se produisent seuls, on dit : *C'est nerveux.* Cela veut dire que le malade n'en sera point délivré, que le médecin ne s'en préoccupera plus, et que la chose, en somme, ne doit inquiéter ni l'un ni l'autre. Conclusion déplorable, en vérité, car rien ne doit être laissé au hasard. En médecine comme en tout, le soin donné aux plus petites choses concourt à faire naître la perfection qui doit être le but suprême de toutes nos tendances.

Ces symptômes, qui souvent sont aussi ceux de troubles ou de lésions très-différentes de nature, ne peuvent donc, isolés les uns des autres, que bien imparfaitement caractériser les décoordinations diverses avec lesquelles ils sont en rapport ; mais lorsqu'ils sont groupés, leur signification est plus précise. Nous trouverons à cet égard des lois très-constantes, en traitant des diverses espèces de décoordinations organiques.

Dans la suite de nos recherches, où nous donnerons seulement des observations de décoordinations viscérales prises parmi les mieux caractérisées, groupant autour d'elles celles qui, moins organiquement distinctes, les accompagnent le plus souvent, nous ferons voir des troubles d'ordre moral, par exemple, accompagner toujours quelques-unes de ces décoordinations. C'est ainsi que la tristesse, survenant par accès et sans cause externe appréciable, se manifeste toujours à des degrés divers dans les décoordinations de la rate. On l'observe aussi très-souvent dans celles des ovaires ou d'autres parties des appareils génitaux de l'homme ou de la femme, non accompagnées de splénies. Mais les troubles de ces appareils se transmettent si loin par une sorte d'irradiation nerveuse, qu'on ne saurait établir un rapport précis entre les perturbations psychiques et morales qu'ils occasionnent et les états organopathiques dont ils peuvent être le siége.

Dans les décoordinations du foie, on remarque, dans l'immense majorité des cas, une grande disposition à la colère ; et lorsque cette passion éclate, elle le fait avec plus de violence que lorsque la glande hépatique ne laisse prédominer aucune de ses fonctions.

Chez l'adulte, on aura quelque peine, dans certains cas, à constater ce rapport, parce que l'action de la volonté, l'influence des activités cérébrales lutte contre les instincts, les tendances, les exaltations organiques; mais chez l'enfant cette difficulté n'existe point; et les exceptions apparentes ne se rencontrent jamais.

Dans les décoordinations thoraciques peu prononcées, il existe souvent une certaine disposition à des émotions d'ordre supérieur, telles que l'enthousiasme, par exemple; mais ces faits sont plus difficiles à constater parce que les décoordinations thoraciques sont très-rarement simples. Celles du cœur prédisposent à l'attendrissement et aux sensations affectives de tout genre; celles des organes digestifs produisent le plus souvent la peur instinctive, très-manifeste dans l'enfance, mais que les hommes adultes refoulent presque toujours au moment où elle tend à se montrer.

Dans tous les temps, on a entrevu le rapport qui existe entre les passions et certains états des viscères. Il n'est pas une langue morte ou vivante qui ne porte la trace de cette induction; c'est même l'un des premiers rapports physiologiques observés à l'origine de la science de l'homme.

Les mots *cor*, *jecur*, *præcordia*, *pectus*, si fréquemment employés dans les poëtes, sont autant de témoins de l'ancienneté de cette vue; et si, de nos jours, elle est un peu oubliée, c'est que, depuis Gall surtout, sans tenir compte des faits observés, et sans prendre la peine de faire même un ensemble concordant d'hypothèses, on s'est efforcé d'enfermer tout l'être humain dans son encéphale; c'est qu'on n'a pas craint d'attribuer aux centres supérieurs, dont l'anatomie elle-même était si peu connue, les propriétés physiologiques, aussi bien que les fonctions de presque tout l'organisme.

Mais ce n'est pas seulement sur ce rapport anatomo-physiologique, entrevu depuis longtemps et pouvant se manifester dans la plupart des états organopathiques des viscères, que nous voulons appeler l'attention. Le fait général, la loi que nous venons apporter comme complément et comme confirmation de l'induction antique est celle-ci :

Toutes les fois que l'augmentation de volume de l'un des viscères du thorax ou de l'abdomen est révélée par la délimitation plessimétrique (*), on constate en même temps certains troubles des facultés affectives en rapport précis et constant avec la prédominance de l'organe décoordonné.

Des exceptions apparentes à la loi que nous venons de formuler peuvent se présenter en certaines conjonctures. Nous les expliquerons plus tard avec tous les détails que de telles études comportent. Nous nous bornerons ici à les indiquer rapidement pour aller au-devant d'objections sérieuses qui pourraient nous être présentées.

Le foie peut être volumineux sans que le malade se sente pour cela très-disposé à la colère, lorsque plusieurs autres organes sont décoordonnés en même temps, lorsque la rate est volumineuse, lorsque les poumons sont congestionnés, lorsque le mésentère et tout le tube digestif sont prédominants, infiltrés de liquide ou envahis

---

(*) En outre de la percussion et de l'organographie, on doit employer pour étudier les décoordinations organiques : la palpation, l'auscultation, l'appréciation des changements survenus dans les formes extérieures de l'être et tous les autres procédés de diagnose, que l'on choisira suivant les conditions spéciales de chaque circonstance organologique à déterminer.

par le tissu adipeux; mais alors la tristesse est presque constante, et va parfois jusqu'au désespoir; les idées de suicide se présentent souvent dans ces circonstances; c'est le cas de beaucoup de malades si admirablement nommés *hypochondriaques* par les anciens, et que là médecine actuelle ne veut même pas observer, comme si elle sentait que devant ces états morbides, qu'elle n'explique point et contre lesquels elle est impuissante, ses doctrines les mieux acceptées ne peuvent que s'évanouir.

Dans d'autres cas plus rares, le foie peut être très-gros sans qu'il y ait la moindre disposition à la colère; mais c'est qu'alors la décoordination est ancienne; et qu'elle s'est transformée en simple prédominance organique comparable aux prédominances germinales natives, congéniales, qui constituent les grandes différences individuelles dont la conception vague a fait admettre quelques-unes des crases de Galien, quelques-uns des tempéraments des auteurs modernes. Dans ce cas le malade a subi un abaissement de son type, qu'on peut surtout apercevoir dans l'exercice de ses fonctions supérieures : son activité intellectuelle a, comme on dit, *baissé* d'une façon remarquable.

Le foie peut se trouver petit, et cependant une certaine disposition à la colère se remarque chez les malades; cela a lieu plus fréquemment chez les femmes que chez les hommes, et tient chez elles presque toujours à la décoordination ovarienne, qui exerce une influence directe ou indirecte sur toutes les passions. Cela se voit aussi dans des cas d'anémie prononcée, état où la prédominance générale du système nerveux amène les troubles les plus variés, les plus variables, les plus inattendus de ses fonctions, et dans lequel il ne faut pas perdre de vue la corrélation des organes; car leur volume relatif est alors plus important à considérer que leur volume absolu ne l'est dans les cas de pléthore.

IX

Rapport des décoordinations organiques et des phénomènes fébriles.

Les névralgies de toutes les régions, comme nous l'avons déjà dit, doivent toujours faire soupçonner des décoordinations organiques même très-éloignées de ces régions. Celles de la face, par exemple, sont très-fréquentes dans les décoordinations spléniques. Le rapport de la névralgie de la cinquième paire avec la fièvre intermittente et avec l'augmentation du volume de la rate a été signalé, il y a longtemps, par M. Piorry. Ce pathologiste a aussi, depuis longtemps, démontré la constance du rapport qui existe entre l'augmentation du volume de la rate et les fièvres dites de cause palustre, rapport que M. Bally, de vénérée mémoire, avait découvert sans autre moyen de diagnose que la palpation.

On a accusé M. Piorry d'exagérer la fréquence de ce rapport, et la fréquence de ce genre d'état pathologique de la rate. Nous venons déclarer (s'il en est besoin), appuyé sur des milliers d'observations, que l'inventeur de l'organographie plessimétrique est loin d'avoir exagéré quoi que ce soit à cet égard. Nous ajouterons même qu'il est resté bien en deçà de la vérité, quant à la fréquence de la tuméfaction splénique. La rate est décoordonnée non-seulement dans tous les cas de fièvre intermittente, sauf de très-rares exceptions dont nous aurons plus tard à interpréter le sens, mais encore dans un nombre immense de maladies aiguës ou chroniques. Cet état de la rate constitue, en résumé, la plus fréquente de toutes les décoordinations organiques, et l'une des plus importantes à connaître.

Lorsqu'elle est simple, c'est aussi peut-être la moins grave de toutes; mais dans l'état de santé proprement dite, tandis que presque tous les autres viscères varient de forme et d'étendue, la figure organographique de la rate n'a pas plus de quatre à cinq centimètres de hauteur.

Si nous n'avons qu'à confirmer les observations de Bally, et celles de M. Piorry et de tous ses élèves, nous ne pouvons être de leur avis sur les interprétations par eux données des faits qu'ils ont observés. Rien n'est fréquent comme de trouver des rates assez volumineuses chez des individus qui n'ont pas et qui n'ont jamais eu de fièvre intermittente, surtout parmi les êtres d'un type élevé. On peut à l'hôpital demander à un malade, soldat, artisan, laboureur, en constatant le volume amplifié de sa rate, à quelle heure il a la fièvre; il n'en est pas toujours ainsi lorsqu'on examine des hommes, et surtout des femmes appartenant aux classes supérieures soit par la position sociale, soit par les puissances de l'esprit; mais nous ne pouvons faire ici cette étude difficile, qui ne peut être fructueuse qu'en présence de faits profondément analysés et délicatement examinés. Nous y reviendrons en lieu convenable, c'est-à-dire en présentant quelques-unes des observations où l'on pourra voir notre induction en quelque sorte vivante.

Loin de nous donc l'idée de considérer la splénie comme l'état organopathique dont la fièvre serait le symptôme; nous ne voyons entre ces deux phénomènes qu'un simple rapport de coïncidence, peut-être en certains cas, de communauté d'origine. Mais la splénie n'est pas plus cause de la fièvre que la fièvre n'est cause de la splénie. La splénie est une décoordination rendue visible par l'organographie; la fièvre est le symptôme d'une décoordination que l'organographie ne peut rendre visible, mais qui se trouve en un rapport très-étroit avec celle de la rate. D'ailleurs la cause organique de la fièvre dans l'état qu'on attribue à l'infection palustre est la même que dans tous les autres cas où ce phénomène pathologique apparaît, c'est une décoordination du système nerveux ganglionnaire, lequel gouverne les circulations générale et capillaire, décoordination qui se produit, si l'on en croit les données de la physiologie expérimentale, par défaut d'action, soit des nerfs vagues, soit de certains filets du grand sympathique.

La vraie signification diagnostique du volume excessif de la rate est un état d'abaissement de l'activité vitale dans les régions viscérales situées au-dessous du diaphragme. On comprend dès lors le rapport qui existe entre ces deux grandes conditions organo-dynamiques, et pourquoi la coïncidence dont nous venons de parler est si fréquemment observée.

La rate volumineuse n'est donc plus pour nous la source de la fièvre ou le réservoir de la matière pyrétogène; elle n'est pas non plus le point de départ des accidents fébriles, mais bien une sorte d'index montrant l'état d'abaissement tensionnel des forces organiques, et même le degré de cet abaissement dans les viscères abdominaux, de même que le manomètre indique le degré de tension qui se produit dans la chaudière d'une machine à vapeur. La disposition aux accès fébriles intermittents n'est que l'une des nombreuses conséquences de cet état d'hyposthénisation des viscères sous-diaphragmatiques, lequel se complique presque fatalement de décoordinations multiples.

X

Nature des décoordinations organiques. — Considérations générales sur les symptômes de ces décoordinations.

Comme nous l'avons déjà fait voir, chaque décoordination étant en rapport avec une fonction ou plutôt avec un ensemble de fonctions qui diffère selon l'organe, l'appareil ou la région qui en est affectée, la symptomatologie de cette classe de maladies ne peut présenter beaucoup de données générales. Le fait de cet ordre le plus saillant que l'on puisse observer, c'est l'augmentation de volume dans les décoordinations viscérales, augmentation de volume soit hydrique, soit aérique, soit hyperémique, soit hypertrophique ; encore n'est-ce pas un caractère commun à toutes les décoordinations, puisque celles du système nerveux ne le présentent pas d'une manière appréciable, et que nous ne pouvons affirmer actuellement qu'il n'existe point de décoordination avec diminution de volume des organes.

C'est ainsi que le type de l'organe décoordonné se trouve dans un fait universellement connu et parfaitement étudié, appartenant à l'ordre des phénomènes physiologiques bien plutôt qu'à la pathologie; nous voulons parler de l'état de l'utérus pendant la gestation. Ajoutons que cet organe se décoordonne très-souvent aussi en dehors de cet état, et que ses annexes les plus importantes, les ovaires (indépendamment des états pathologiques accidentels qui les affectent si souvent), subissent une décoordination périodique aux époques cataméniales. Ces organes, il faut le remarquer, sont de ceux qui échappent le plus souvent à l'action directrice de la puissance de coordination organique; c'est pour cela que les anciens, frappés des faits si fréquents, et parfois si étranges, auxquels nous faisons allusion, avaient pensé que la matrice est un être à part, indépendant de la femme, qui la possède (moins encore qu'elle n'en est possédée), une sorte de bête ayant ses instincts, ses passions, ses fureurs, ses mouvements propres, ses volontés même.

Les symptômes des décoordinations organiques, considérés en général, c'est-à-dire dans les conditions qui leur sont communes, sont de plusieurs ordres.

1° Ceux qui tiennent directement à l'état physique de l'organe décoordonné. Exemple : la tuméfaction visible d'une glande ou d'un ganglion lymphatique.

2° Ceux qui tiennent au trouble fonctionnel de cet organe. Exemple : la dyspnée dans la décoordination du poumon, les hypercrinies dans les décoordinations

des glandes, les palpitations dans les décoordinations
du cœur.

3º Ceux qui tiennent à l'influence immédiate des
changements survenus dans l'organe décoordonné. Exemple : les suffocations par l'augmentation de volume du
foie, celle que produit la décoordination thyroïdienne.

4º Ceux qui tiennent à l'influence éloignée de ces
changements. Exemple : les frissons et les sueurs dans
la décoordination splénique.

— Il faut comprendre dans cette classe ceux mêmes
qui ne paraissent avoir avec l'état de l'organe décoordonné
aucun rapport direct, et tenir plutôt à des décoordinations
coïncidentes, n'ayant rien de commun avec la décoordi-
-nation principale que la cause qui les a produites toutes
les deux. Exemple : les névralgies diverses qui accompagnent la décoordination de la rate, l'exophthalmie qu'on
observe aussi quelquefois dans la décoordination splénique. La double décoordination des parotides et des testi-
cules, qui précède et occasionne la subinflammation de
ces deux organes dans les cas encore obscurs de l'affection épidémique appelée *les oreillons*. La plupart de ces
faits s'expliquent très-bien par des transmissions d'actions
névropalliques le long des filets et à travers des ganglions du grand sympathique, transmissions dont les
expériences de physiologie ont déjà révélé presque tous
les modes. —

5º Ceux qui tiennent à l'action commune de plusieurs
décoordinations. Exemples : les palpitations spontanées
du cœur dans la décoordination hépato-splénique ; la
tendance au désespoir, dans certains ensembles de
décoordinations des organes abdominaux et thoraciques, etc.

XI

Diagnose, paléognose et prognose des décoordinations organiques.

Les symptômes des diverses décoordinations, ceux surtout qui constituent pour les malades des souffrances vives ou inquiétantes, peuvent servir à rechercher les causes organiques intérieures qui les ont produites. L'ensemble de ces symptômes, pour un cas donné, pourrait quelquefois peut-être mettre hors de doute l'existence de la décoordination supposée; mais ces symptômes sont souvent difficiles à observer. Pour la plupart d'entre eux, le récit du malade tient lieu d'une constatation directe; et ceux qui, peut-être, ont le moins d'importance pour le diagnostic sont précisément ceux sur lesquels il insiste le plus; les autres sont oubliés. En outre, comme les phénomènes symptomatiques ne sont presque jamais en rapport normal et mesurable avec les conditions organiques de la décoordination, lors même qu'on aurait la certitude absolue de son existence, on n'aurait certainement pas la mesure de son intensité. Dès lors le traitement, au lieu de marcher méthodiquement dans une voie bien tracée, et de se transformer, au besoin, pour répondre à tous les changements réels qui se produisent, ne serait qu'une suite d'essais empiriques basés uniquement sur des conjectures, une sorte de tâtonnement dans les ténèbres.

La diagnose des décoordinations doit être fournie tout entière par l'étude précise des états organiques constatés immédiatement et directement sur le malade, par les procédés les plus exacts, mais avant tout par l'inspection des formes, des colorations et des expressions extérieures, et par l'organographie plessimétrique.

La palpation, l'auscultation, l'analyse des excreta, la sphygmologie, les explorations spéciales, ne doivent pas être négligées, sans doute : elles apportent toutes leur contingent de certitude, ou tout au moins de probabilité ; mais aucun de ces moyens n'est comparable à l'étude organographique par la percussion, parce que cette étude met sous les yeux, presque dans la main, pour ainsi dire, les conditions réelles où le malade se trouve, celles qui le font vivre et celles qui troublent ses fonctions. C'est ainsi que de ces conditions tous les symptômes se déduisent, tandis qu'on ne peut, en aucune façon, remonter avec exactitude de l'ensemble des symptômes aux conditions organologiques. Un être ainsi exprimé par la mise en rapport de sa corrélation organologique avec les manifestations extérieures de cette corrélation, par son anatomie, aidée et confirmée par sa physionomie, et, s'il le faut, par l'emploi de tous les autres modes connus de diagnose, devient en quelque sorte une argile que le médecin peut façonner, un clavier dont les touches lui sont bien connues ; et pourvu que des lésions matériellement incurables ne se soient pas déjà formées, rien n'étant livré au hasard, chaque moyen hygiénique ou pharmaceutique employé produit un bien nouveau, et la santé revient en vertu de lois aussi précises que celles de la physique expérimentale. La médecine ainsi faite mérite dès lors, mais alors seulement, le beau nom de science exacte. Et même, quand il existe des lésions audessus de toute action médicale, quand la mort a posé un doigt sur une partie essentielle, la coordination peut, autour de la région frappée, rallier toutes les puissances libres de l'organisme pour résister à la destruction. C'est ainsi que nous avons pu obtenir les plus merveilleux résultats dans des affections organiques du cœur impossibles à guérir.

Sur une diagnose ainsi faite, la meilleure prognose peut être établie, et la paléognose se trouve en quelque sorte toute tracée, ce qui n'est pas d'une mince importance. Le médecin peut ainsi reconstituer toute l'histoire des souffrances passées de son malade ; il peut, sans aucune affectation et sans le fatiguer par de longues interrogations, lui raconter la plupart des détails de cette histoire. Il lui inspire de cette façon la confiance et l'estime légitimement dues au vrai savoir ; il fait honneur à la science et à l'art qu'il professe, et qu'en toute circonstance il doit savoir faire respecter.

XII

Complications des décoordinations organiques.

Comme nous l'avons déjà dit incidemment, toutes les maladies peuvent jouer, par rapport aux décoordinations organiques, le rôle de ce qu'on nomme, en pathologie générale, les *complications*. En effet, lorsque les forces physiologiques sont mal distribuées, lorsque les liquides de la circulation tendent à envahir certains points, lorsque les tissus des viscères, en proie à la prédominance plantureuse des évolutions élémentaires, deviennent moins propres aux mouvements combinés dont se composent leurs fonctions, lorsque les parenchymes, congestionnés et comprimés outre mesure, ne peuvent se distendre ou se rétracter qu'à moitié, alors qu'ils devraient avoir la plus grande élasticité, la plus grande extensibilité, la plus grande perméabilité possibles, il est certain que l'organisme, pour se défendre contre les causes extérieures de destruction, se trouvera dans de très-mauvaises conditions de résistance. La vie animale se compose, en grande partie, de réactions dirigées contre les actions diverses des milieux. Dans ces mouvements alternatifs, ce qui maintient surtout l'intégrité de l'être au milieu des activités à la fois destructives et conservatrices qui l'environnent, c'est sa souplesse. L'être décoordonné peut être très-fort au point de vue de sa complexion germinale; c'est le *chêne* que déracine le premier ouragan venu. L'être en bon état de corrélation organique, au contraire, conserve, quelque chétif qu'il paraisse, la vie et la santé dans les conjonctures les plus périlleuses; c'est le *roseau* qui « plie et ne se rompt point ». Ceci nous explique pourquoi l'observation médicale nous montre si souvent des organismes magnifiquement construits en apparence, ornés des plus riches colorations du tégument externe, armés des appareils locomoteurs les plus puissants, doués d'une vitalité qu'une longue suite d'années semble ne pouvoir épuiser qu'à peine, et qui tombent en quelques jours, parfois en quelques heures, frappés de quelque mal aussi formidable qu'imprévu.

Les formes diverses de la fièvre typhoïde, ou plutôt les ensembles nosologiques si différents qu'on a confondus sous cette dénomination de fièvre typhoïde, ou sous quelques autres aussi défectueuses, et qu'on a, tant bien que mal, groupés autour de l'entéro-mésentérite, — laquelle, parmi les éléments les plus constants de ces ensembles, a plus particulièrement attiré l'attention des médecins anatomistes, — tout ce cortége redoutable n'apparaît jamais sans que des décoordinations profondes et multiples, tantôt persistantes sur un point, tantôt fugaces comme un souffle, l'aient dès longtemps précédé.

La décoordination splénique est la première à se produire; celle du foie la suit de très-près, celle des poumons et du tube digestif ne tarde pas à s'y adjoindre. Un miasme, un gaz toxique a-t-il produit cela? On le suppose généralement; mais on l'ignore. M. Trousseau a pensé que la cause en pourrait bien être tout intérieure; il a dit que la fièvre typhoïde paraît répondre à des nécessités inconnues de l'évolution de l'être. Le savant professeur, ne craignant pas de faire un mot nouveau pour exprimer sa pensée, a écrit quelque part que la fièvre typhoïde est une *recorporation*.

Cette opinion, jetée comme au hasard dans l'un des livres du clinicien de l'Hôtel-Dieu, cette hypothèse, si l'on veut, mérite qu'on l'examine. Notre esprit l'avait d'abord rejetée comme une pure fantaisie; puis elle s'est souvent mêlée à nos méditations. Nous reviendrons quelque jour sur la grande question qu'elle renferme, et que M. Trousseau lui-même n'a pas essayé de dégager. Quoi qu'il en soit de l'exactitude de ces théories, plusieurs des fonctions organiques se troublent dans les quinze, vingt, quarante, soixante jours qui précèdent l'éruption de l'entéro-mésentérite; celles du tube digestif se font mal; l'appétit est nul ou instable; il y a de la constipation le plus souvent, quelquefois de la diarrhée; mais les matières mêlées de gaz s'accumulent et séjournent longtemps dans les parties basses de l'intestin grêle et dans le cœcum; la valvule iléo-cœcale est décoordonnée; peut-être les gaz délétères sont-ils excrétés en plus grande quantité dans cette région. La pesanteur joue un grand rôle dans ces phénomènes; l'activité normale des mouvements de la vie étant diminuée, les forces physiques dont l'action est constante prédominent alors naturellement; les liquides putrides s'accumulent dans le bas de l'iléon et du cœcum; les vaisseaux de la région se gorgent de sang, et le sang s'altère à leur contact; les parois de ces cavités s'irritent, s'enflamment; la phlegmasie putride passe de la surface de la membrane muqueuse à ses cavités glandulaires, et gagne, de proche en proche, les ganglions mésentériques, par l'intermédiaire des réseaux et des vaisseaux lymphatiques, dont le rôle principal est l'absorption.

Le cœcum, dont la sensibilité organique est devenue obtuse, reste inerte, et le colon se contracte insuffisamment.

La décoordination du gros intestin produit la constipation; celle de l'intestin grêle tend à produire l'entéro-mésentérite; celle des appareils glandulaires du tube digestif se traduit, selon les cas, soit par la scorentérie, soit par l'entérorrhée.

Pendant que tout cela se prépare, se produit, s'évolue, la fièvre commence à paraître, — intermittente et irrégulière d'abord, comme dans la plupart des cas de simple décoordination splénique, — elle devient bientôt continue ou presque continue. Plus tard, la circulation, excitée par elle, apporte le sang veineux au poumon déjà congestionné, gêné par le volume excessif du foie et de la rate, et faisant dès lors très-mal sa fonction d'intermédiaire entre l'atmosphère et l'organisme. Le sang altéré ainsi, bien qu'à un moindre degré, par des matières putrides, arrive jusqu'aux centres nerveux supérieurs : d'où les cauchemars, l'hébétude, les rêvasseries et le délire.

On sait comment les choses continuent, à partir de ce moment, si des moyens énergiques, tels que les émissions sanguines employées comme M. Bouillaud les emploie, ne viennent pas forcer le mal à s'arrêter court; on sait comment les phénomènes morbides se succèdent et s'aggravent, comment la scène se termine dans les cas heureux ou malheureux. Ce qu'il nous importe de faire voir ici, c'est la décoordination organique se mêlant à tous ces phénomènes, en étant parfois la conséquence et parfois aussi la cause, mais apparaissant bien avant les lésions intestinales, bien avant la phlegmasie, et même avant les premières altérations du sang peut-être.

Nous ne pouvons, dans ces considérations générales, qu'indiquer de quelle manière les décoordinations organiques préparent de loin l'éclosion des organopathies, comment elles ouvrent la porte à la dynamique extérieure, aveugle et dévorante, à la plupart des causes pathogéniques qui semblent rôder autour des organismes vivants.

L'histoire nous présente au sein des sociétés humaines des phénomènes comparables, identiques même à ces décoordinations.

Nous voulons parler des conspirations de certaines castes soit inférieures, soit supérieures, de certaines corporations, de certains partis qui, se plaçant en dehors du consensus collectif qui constitue une nation ou une patrie, préparent, favorisent et même parfois appellent les invasions.

La maladie tuberculeuse des poumons n'apparaît jamais sans que la rate et le foie soient décoordonnés, sans que dans le système osseux les éléments vasculaires prédominants aient éliminé une partie des éléments phosphatés-calcaires, sans que le pancréas soit dans un état de décoordination semblable à celui du foie et de la rate, sans que les poumons, principalement vers leurs racines, c'est-à-dire aux points où les mouvements fonctionnels se font le moins sentir, soient congestionnés, turgides, atones, et en prédominance de vie élémentaire comme toutes les parties qui tendent à se séparer de l'ensemble organologique qui les doit contenir et gouverner.

Les faits particuliers nous expliqueront tous les détails de ces évolutions pathologiques, les figures organographiques nous les feront voir et en quelque sorte toucher.

Dans les décoordinations multiples, nous verrons comment l'un des appareils, l'un des organes, celui qui, sans doute, présente les plus mauvaises conditions originelles, est saisi par la moindre cause d'altération pathologique, comment la phlegmasie s'y développe, la phlegmasie et la longue suite d'accidents, de déformations, de perturbations de tout genre qui s'y rattache. Nous verrons ces décoordinations persistantes compliquer ces phlegmasies, en empêcher parfois la résolution, les faire passer à l'état chronique ; nous les verrons provoquer de brusques hyperhémies, des hémorrhagies internes et externes, des épanchements de liquides dans les cavités séreuses ou dans les tissus interstitiels, des troubles formidables de l'innervation.

L'anémie ou hypémie les accompagne souvent, et ne se montre presque jamais sans quelques-unes d'entre elles ; elles tiennent sous leur dépendance immédiate toutes les variétés de la goutte, toutes les affections articulaires chroniques, et leur longue durée amène les conjonctures histologiques au milieu desquelles naissent les diverses espèces et variétés de cancer, aussi bien les tumeurs formées par les accumulations d'éléments normaux transportés hors des lieux où ils doivent s'engendrer, et toutes les productions hétérogéniques.

Si nous examinons dans quels rapports les décoordinations se trouvent avec les divers virus d'où proviennent les affections spécifiques, nous voyons qu'il n'est pas nécessaire qu'un organisme soit décoordonné pour qu'un virus s'y introduise. Un virus est par lui-même un agent décoordonateur; il se compose en quelque sorte de pathologie virtuelle concentrée; il contient une évolution prédéterminée, il a presque une forme.

Les virus connus peuvent se ranger en genres et en espèces analogues aux genres et aux espèces zoologiques. Entre ces virus, il en est qui présentent une évolution finie, c'est-à-dire à durée prédéterminée, tels sont les virus de la variole, de la vaccine, de la scarlatine, de la rougeole et quelques autres. On ne connaît pas de spécifiques pour les détruire; mais l'organisme, lorsqu'il a pu, sans succomber, supporter leur évolution, ce qui a lieu le plus souvent, paraît les éliminer sans difficulté par toutes les voies excrétoires, et s'il reste alors quelque trouble organo-dynamique, c'est aux décoordinations, conséquences de l'évolution morbide, qu'il faut les attribuer.

D'autres virus, au contraire, ne sont nullement limités dans leur évolution, la syphilis est dans ce cas. A moins que la coordination naturelle ne parvienne à en triompher (ce qui n'a presque jamais lieu), ils poursuivent successivement leurs périodes, changeant de mode, mais jamais de nature, restant parfois à l'état latent pour sévir avec plus d'âpreté dans d'autres phases de leur existence, n'abandonnant qu'à la mort, souvent par eux amenée, la victime qu'ils ont pu saisir.

L'être qui est infecté d'un virus n'a que deux moyens de s'en délivrer : ou bien en le détruisant par un neutralisant spécial, espèce de poison qui tue le virus, de même que d'autres spécifiques tuent les animaux parasites; ou bien de l'expulser en entier par les voies ordinaires d'élimination naturelle. Or, l'organisme en mauvais état de corrélation organique supporte mal la plupart des médicaments spécifiques et ne peut opérer les réactions physiologiques par lesquelles sont expulsées les matières de rejet, les substances non assimilables ou nuisibles, et parmi ces dernières, celles qui servent de véhicules aux virus.

L'étude des décoordinations est la clef de voûte de la pathologie.

XIII

Fréquence, gravité, marche et durée des décoordinations.

Les décoordinations organiques se produisent d'autant plus facilement et sont par conséquent d'autant plus fréquentes que les parties affectées par elles sont moins délimitées, moins arrêtées dans leurs formes, que leurs fonctions appartiennent plus spécialement à la vie organique, et enfin qu'elles sont à la fois plus indispensables à la permanence de l'être et moins importantes au point de vue des actes supérieurs.

Ces décoordinations sont en même temps les moins difficiles à combattre.

Les décoordinations des organes et des parties de l'être dont les fonctions sont d'un ordre plus élevé, telles que celles qui reçoivent, par exemple, leurs nerfs de l'axe cérébro-spinal, se produisent plus rarement et résistent davantage aux agents de recoordination.

Celles qui affectent les parties où s'exercent les fonctions supérieures sont les plus graves à tous les points de vue, qu'elles soient idiopathiques et primitives, ou qu'elles aient suivi les décoordinations viscérales, ou qu'elles aient ou non donné lieu à quelques-unes de ces dernières. Elles constituent une grande partie (peut-être la totalité) de ce qu'on a nommé les maladies mentales, surtout de celles où la nécroscopie ne révèle presque aucune altération de la substance nerveuse.

Il est à peine besoin de dire que les décoordinations multiples sont plus graves que les plus simples. Et des observations nombreuses démontrent que lorsqu'on a vaincu l'une de celles qui constituent un de ces groupes pathologiques, les autres cèdent beaucoup plus facilement.

Les décoordinations générales des viscères, c'est-à-dire celles qui occupent la plupart des organes thoraciques et abdominaux, amènent fréquemment la mort soit par suffocation, soit avec d'autres symptômes ; elles sont toujours extrêmement graves.

Les décoordinations multiples occupant plus de trois viscères ne guérissent jamais d'elles-mêmes ; elles ne guérissent presque jamais non plus par une médication simple, c'est-à-dire qu'il faut pour les combattre faire concourir des ensembles de moyens combinés, suivre les modifications obtenues, et modifier les prescriptions suivant les circonstances qui se présentent.

Ces décoordinations ont plus de tendance à se reproduire que les décoordinations relativement simples. Elles sont le plus ordinairement anciennes et se sont graduellement établies.

Les décoordinations simples des organes de la vie des relations extérieures sont plus difficiles à modifier que les décoordinations viscérales multiples; mais elles coïncident souvent avec ces dernières, et, réduites à leur plus simple expression, elles disparaissent à leur tour.

On ne peut presque jamais atteindre les décoordinations de l'ordre de celles dont nous venons de parler, compliquées de décoordinations organiques, sans s'être d'abord rendu maître de celles des régions viscérales inférieures.

La règle à suivre dans tous les cas est de combattre ce que l'on peut atteindre directement, mais en même temps de lutter avec prudence contre tout ce qui nous menace ; et comme l'agent essentiel de recoordination (quelle que soit la médication choisie) est toujours de la *dynamique* sous diverses formes, la première règle à suivre est d'obtenir de l'espace libre pour les transactions de région à région; de se débarrasser en même temps des liquides et des gaz qui ne peuvent servir à rien, dont la présence serait non-seulement un grave obstacle, mais qui, sous l'influence de la médication la plus sage, pourraient, par leur poids, par leur masse, et surtout par les mouvements qui doivent les entraîner, produire des accidents plus ou moins graves.

XIV

Indications thérapeutiques et traitement des décoordinations.

Ce qui précède nous amène à chercher quelles indications générales doivent diriger la thérapeutique dans le traitement des diverses décoordinations.

Les deux premières conditions à obtenir, pour qu'il soit possible de rétablir l'harmonie individuelle des êtres décoordonnés, sont l'atténuation de la matière et l'augmentation de la force.

Deux ordres de questions sortent, pour ainsi dire, de ces deux indications principales :

1º Quelle matière faut-il éliminer, quel moyen doit-on préférer parmi ceux qui doivent amener cette élimination, à quel ensemble de conditions est-il prudent de satisfaire dans cette direction thérapeutique ?

2º Quelle force doit-on introduire dans l'organisme souffrant, dans quels modes et sous quelles formes y pénétrera-t-elle, à quelles sources ira-t-on la puiser, quelles précautions faut-il prendre dans son emploi, et quels sont les périls que l'on doit éviter ?

Remarquons tout d'abord que ces deux indications paraissent contradictoires ; mais nous allons voir bientôt que l'action médicatrice peut être conduite et maintenue de façon à les concilier, et que, dans quelques circonstances, le même agent peut répondre à la fois aux deux ordres de nécessité qu'elles représentent.

Le choix des moyens qui doivent servir à produire la réduction matérielle de tout l'organisme est soumis à une foule de circonstances que l'étude des cas particuliers peut seule présenter. Ceux que l'on peut employer et qui sont actuellement en honneur dans la science sont les suivants :

La diète absolue, le plus dangereux de tous et le plus rarement indiqué,

L'abstinence de certains aliments, l'un des plus innocents et des plus salutaires,

L'abstinence des liquides, en général, ou de certains liquides, d'une puissance en certains cas merveilleuse,

Les émissions sanguines sous diverses formes, très-rarement nécessaires dans les décoordinations non compliquées de phlegmasies,

Les vésicatoires et les autres moyens d'extraire, à travers le tégument externe, de la sérosité, applicables surtout aux complications inflammatoires, soit aiguës, soit chroniques, moyens rarement opportuns dans les troubles purement dynamiques,

L'exercice musculaire, souvent précieux, mais produisant des actions difficiles à préciser dans ses modes variés et nombreux,

Tous les agents externes ou internes qui provoquent l'exhalation cutanée ou d'abondantes sueurs, utiles quelquefois, difficiles à diriger,

Les diurétiques, rarement fidèles dans leur action,

Les expectorants, pouvant servir dans une certaine mesure, mais incomparablement inférieurs aux véritables émétiques,

Les purgatifs, surtout ceux que l'on nomme drastiques, d'une application presque générale,

Les vomitifs, qui provoquent à la fois l'expulsion de la
bile, du mucus gastrique, des sucs acides de l'estomac,
des mucosités bronchiques, nasales et pharyngiennes, de
la salive, des larmes, et qui ont en outre l'avantage de
produire des mouvements violents, viscéraux et musculaires, dont les effets sont plus importants et plus précieux, peut-être, que les évacuations qui les accompagnent.

Enfin, nous en ajouterons un nouveau, sur l'efficacité
duquel nous ne possédons pas encore de données suffi-
santes, mais qui nous promet d'excellents résultats ; ce
sont des bains très-denses, composés de façon à n'introduire dans l'organisme que des substances assimilables, utiles, à quelque titre que ce soit, ou tout au moins
indifférentes, et destinés à déterminer un courant d'exosmose qui entraîne directement au dehors de grandes
quantités de liquides fournis, soit par les interstices des
organes, soit par les parties fluides de la lymphe et du
sang.

Parmi tous ces moyens, dont la plupart, pour ce que
nous en attendons, offrent une efficacité vraiment chirur-
gicale, il est évident que nous choisirons, à moins d'indications spéciales, étrangères au but qu'il s'agit surtout
d'atteindre, ceux qui ne privent l'organisme que des substances les moins précieuses, ceux qui n'éliminent que
l'eau, la graisse et toutes les matières de rejet.

Nous placerons au premier rang, à cet égard, l'abstinence des liquides, les diètes spéciales, l'exercice musculaire, les purgatifs drastiques, les vomitifs et les bains de
solutions concentrées, en rappelant que chacune de ces

médications partielles répond à des conditions particu-
lières que l'organographie permettra de déterminer. Souvent l'exploration plessimétrique fera voir certains états
de corrélation organique contre lesquels plusieurs des
moyens dont nous venons de parler devront être asso-
ciés. Il est à peine besoin d'ajouter que, dans d'autres
circonstances, plusieurs de ces moyens de traitement devront être formellement bannis.

Mais supposons maintenant que la première condition,
celle de l'atténuation de la matière, ait été remplie, ou
que l'état du malade soit tel qu'on n'ait pas à s'en préoc-
cuper, comment résoudrons-nous la seconde partie du
problème ? comment combattrons-nous l'hyposthénie ?

La force peut être prise partout où elle existe, pourvu
qu'on ait un moyen quelconque de la fixer momentané-
ment, de la rendre constamment disponible, de la diriger, d'en régler l'intensité. C'est ainsi qu'on prend, qu'on
arrête, qu'on gouverne et qu'on mesure jusqu'à un certain
point, au moyen des appareils électriques d'induction et
des appareils électro-magnétiques, les forces éparses dans
l'atmosphère et celles qui tourbillonnent ou circulent dans
les profondeurs telluriques.

Deux modes généraux de la force s'offrent à nous pour
l'emploi médical que nous en devons faire : le mode physique et le mode chimique. Le premier comprend, en premier lieu, l'action mécanique pure et simple, le mouvement proprement dit, si varié dans ses formes, si multiple dans ses applications, si puissant dans ses résultats ;
le mouvement qui peut être provoqué dans l'organisme
du malade par l'influence de sa volonté sur toutes les
fonctions qu'elle régit ; le mouvement que l'on peut aussi
bien prendre à l'extérieur sous forme de massage, de fric-

tions, de douches, sans que l'organisme traité fournisse autre chose que les réactions propres à la matière animée, et celles qui dépendent plus spécialement de l'innervation.

Immédiatement après le mouvement visible dont nous venons de parler, viennent se placer les rhythmes sonores qu'on n'a pas encore songé à employer en médecine, mais qui, de l'aveu de tous, sont d'une extrême utilité dans les marches forcées des armées, aussi bien que dans les combats. Le rhythme agit, dans les cas de ce genre, comme un véritable agent de réconfort contre les fatigues physiques et les défaillances morales; c'est un excellent moyen de maintenir la coordination des organes en présence des causes les plus puissantes de perturbation.

Les forces physiques spéciales, le calorique par addition ou par soustraction, agent principal de la médication hydrothérapique, l'électricité qui permet de porter, le mouvement aux moindres fibrilles, la lumière, excitateur puissant de la vie supérieure, sont d'une application trop universelle pour que nous ayons autre chose à faire que de rappeler combien de services elles ont rendus, soit rationnellement, soit empiriquement employées.

Le mode chimique comprend l'action de toutes les forces particularisées dans la matière, soit gazeuse, soit liquide, soit solide, mais plus particulièrement dans la matière liquide, puisque les solides et les gaz n'agissent guère sur l'organisme qu'après avoir été absorbés, et par conséquent liquéfiés par dissolution.

C'est là ce qu'on a nommé les propriétés des corps; ces propriétés, qui, dans les combinaisons chimiques, se transforment si profondément, et qu'un simple changement d'état moléculaire suffit pour effacer, appartiennent-elles à la matière elle-même dont les corps se composent, sont-elles le résultat des arrangements des atomes, des molécules, des formes géométriques des cristaux ; appartiennent-elles davantage aux fluides, aux corps impondérables, ou plus exactement aux forces qui font partie intégrante de leur composition ? C'est ce que nous n'avons pas à rechercher ici. Dans l'ordre des faits chimiques, nous devons surtout considérer les propriétés physiologiques, c'est-à-dire l'action organo-dynamique des corps.

Dans ce mode général d'activités susceptibles d'être mises en œuvre en thérapeutique se trouvent non-seulement tous les médicaments proprement dits, mais encore les boissons variées et les aliments employés chaque jour pour satisfaire aux besoins de la vie normale.

Les substances aromatiques, les huiles essentielles, dont les propriétés diffèrent, à beaucoup d'égards, ont pour commune physionomie d'exciter les fonctions sensorielles de la vie des relations extérieures, et aussi les impressions invisibles et les actes de la vie des relations cérébrales, dont l'influence est si profonde sur les transactions dynamiques de la vie des viscères.

Si quelques substances font défaut à la nutrition, on devra les faire concourir à l'alimentation habituelle, le sel marin, le phosphate de chaux, bien plus rarement le fer et quelques autres substances, rendront de notables services, pourvu qu'en même temps on conseille l'abstinence des aliments nuisibles, tels que ceux qui provoquent le développement du ventre par les gaz intestinaux, ou qui favorisent et tendent à maintenir la prédominance du sang, de la graisse, de l'eau, en un mot de quelques-unes des conditions défectueuses qu'il s'agit de changer.

Les décoordinations du système lymphatique, qu'elles soient produites ou non par l'action d'un virus, seront heureusement modifiées par l'iodure de potassium, le chlorure de calcium, et la médication alcaline externe et interne. Divers métaux exercent sur elles une action très-marquée; tels sont, entre autres, l'antimoine et ses composés, le fer et les préparations variées qui en contiennent.

Le foie et la rate sont presque toujours ramenés à leur volume relativement normal et à leurs conditions fonctionnelles harmoniques par les préparations dites fébrifuges; ces préparations sont, par excellence, des agents de recoordination. Les quinquinas riches en alcaloïdes, les composés divers de la *quinine*, ceux moins précieux de la cinchonine, beaucoup de plantes amères, l'extrait de *berberis vulgaris*, qui peut, en certains cas, rivaliser avec le sulfate de quinine, et qui, dans d'autres cas, vient heureusement compléter son action, doivent être placés au premier rang de cette classe. En effet, ils n'ont pas seulement la propriété de faire cesser la fièvre intermittente, ils font rentrer dans l'ordre tous les viscères prédominants, ils doivent être considérés comme des excitateurs spéciaux des fonctions du système nerveux ganglionnaire; ils mettent en mouvement tout ce qui languit; ils réveillent çà et là les forces latentes; ils en opèrent la répartition dans les différentes régions de l'organisme.

Ce n'est pas seulement sur la rate que leur action se fait sentir, comme on l'a cru longtemps; cette action n'est pas moins évidente sur le foie, sur l'utérus, sur les poumons, sur les bronches, sur le corps thyroïde, sur les yeux eux-mêmes décoordonnés. L'observation organographique fait voir clairement que le mystère dont leur action thérapeutique a paru longtemps enveloppée, est expliqué par leur action physiologique normale, et que l'influence spéciale de la quinine sur le système nerveux grand sympathique doit se ranger à côté de celle que la strychnine exerce sur les nerfs locomoteurs, à côté des actions diverses que le café, le thé, les alcooliques et beaucoup d'autres substances exercent sur les fonctions cérébrales, à côté de celles plus spéciales encore des vomitifs, à côté de celle que la belladone exerce sur la pupille.

Les différentes régions du système nerveux sont douées de sensibilités, ou, si l'on veut, de réceptivités spéciales, et les agents que l'on met en contact avec l'organisme manifestent sur chacune de ces propriétés, en quelque sorte régionnelles, une sorte de pouvoir d'élection qui se manifeste par des réactions différentes pour chaque agent. C'est ainsi que les opiacés et les anesthésiques amènent, chacun à sa manière, soit le sommeil, soit la perte momentanée de tel ou tel genre de sensibilité. C'est ainsi que les préparations quiniques font disparaître la fièvre intermittente et beaucoup d'autres symptômes qui se rattachent aux décoordinations.

Nous ne pouvons entrer ici dans de grands détails sur le traitement des décoordinations organiques. Ce traitement doit varier non-seulement selon le genre de décoordination, mais encore pour chaque malade, non-seulement par la dose, mais encore par le choix des médicaments, par leurs formes, par leurs modes d'administration, par les époques, par les moments de la journée, par la durée de l'emploi de chaque préparation, par la longueur du temps où ils doivent être donnés, de celui qui s'écoule entre chaque intervention thérapeutique, par d'autres circonstances encore. En résumé, les seules règles générales que l'on puisse poser à cet égard sont les suivantes :

Il faut d'abord examiner l'aspect général du malade, sa physionomie, et ce qu'on nomme en clinique son facies, déterminer ainsi les caractères saillants de sa complexion, les principales tendances de son type ; puis, sans s'enquérir d'autre chose que du trouble dont il se plaint, on doit procéder à l'exploration plessimétrique.

La corrélation des organes étant fixée par la percussion délimitatrice, la figure organographique en étant tracée, et la palpation venant, avec l'auscultation, l'examen du pouls, l'analyse chimique, l'étude des mouvements spontanés, les investigations spéciales, etc., concourir à donner une idée exacte des états morbides qui existent, on pourra facilement tracer la diagnose des symptômes, exposer l'histoire de ceux qui ont dû se produire autrefois, après avoir décrit exactement ceux d'une date plus récente : c'est la *paléognose;* et l'interrogation du malade, alors, confirmera ce que ces moyens d'exploration précise auront déjà fait reconnaître.

Cela fait, et la corrélation organique étant bien établie, la forme individuelle du malade étant interprétée dans sa vraie signification, on devra se former, dans l'esprit, l'image recoordonnée du même être, et tracer l'esquisse de la recoordination réelle, qu'on pourra dès lors diriger au travers des actions suivies pas à pas des substances médicamenteuses.

Atténuer, comme nous l'avons dit, la matière, en exaltant la force : faire de l'espace libre et favoriser les mouvements, diriger les agents modificateurs vers les points où règne l'inertie, fournir en même temps aux besoins spéciaux de la nutrition, telles sont les indications qui s'offrent d'abord comme les principales.

Mais ces moyens seront alternativement mis en œuvre, et des interruptions méthodiques viendront en quelque sorte les rhythmer. Les excitations seront portées vers la périphérie, et le système nerveux, autant que possible, sera calmé, pour que les répartitions dynamiques s'opèrent sans aucun trouble.

Il est bon d'éloigner en même temps les influences qui risqueraient de ramener les décoordinations, et d'écarter les autres causes extérieures par lesquelles le fonctionnement normal de l'être pourrait être troublé. Les fonctions intellectuelles seront maintenues dans une activité paisible.

XV

Étiologie des décoordinations organiques.

Déterminer les causes des décoordinations organiques, c'est déterminer en même temps celles de beaucoup d'autres maladies, puisque ces décoordinations elles-mêmes constituent les phénomènes pathogéniques jusqu'à présent les plus cachés; aussi, dans chaque observation, doit-on s'efforcer de les découvrir, et c'est ce que nous avons essayé de faire. La conception du rapport général qui relie entre elles ces causes naît alors de l'analyse des cas particuliers.

La physiologie, l'hygiène, la pathologie et la thérapeutique viennent se rencontrer sur cette question d'étiologie médicale.

Elle est, en quelque sorte, le nœud qui rattache ensemble ces quatre sciences.

Les faits nous montreront la décoordination de la rate produite par de grandes fatigues musculaires, par le manque de sommeil, par l'action alternative de températures différentes, par des impressions affectives pénibles et prolongées, par l'action de certains poisons, de certains agents peu connus encore, en tête desquels il faut placer cette entité mal déterminée qu'on nomme le *miasme* ou la *cause* palustre, par l'action de certains milieux, dans les pays, par exemple, où l'humus repose sur un fond d'argile, dans ceux où la terre est alternativement humide et sèche; par l'action de certains virus, tels que ceux de la variole, de la rougeole, de la scarlatine; par l'action de tous les virus, peut-être; par l'action de presque toutes les émanations des matières putrides; par la présence d'entozoaires dans le tube digestif; par de longs séjours dans des habitations sombres et malplaisantes.

Les décoordinations du foie ont pour cause, d'abord, celles de la rate et tout ce qui peut produire ces dernières, en outre, l'insuffisance de l'activité intellectuelle, l'abus ou simplement, en quelques cas, l'usage des liqueurs alcooliques ou fermentées. Signalons, entre autres, la bière; parfois une alimentation trop substantielle; l'habitude de s'abandonner sans mesure aux impressions affectives, surtout à la colère. Le plus souvent, ces causes se combinent avec quelques-unes de celles qui produisent la décoordination splénique, soit qu'elles agissent simultanément avec elles, soit qu'elles surviennent seulement lorsque l'organisme a déjà subi de notables modifications.

La décoordination hépatique est très-fréquente à tous les âges, mais on la rencontre plus souvent encore entre la dix-huitième et la vingt-cinquième année; elle paraît alors marquer une des crises métamorphiques dont l'évolution se fait ordinairement à cette époque de la vie. Elle n'est pas rare non plus entre la quarante-cinquième et la soixantième année. On peut donc compter les crises qui marquent les transitions de ce qu'on pourrait appeler les diverses saisons de la vie parmi les causes de la décoordination du foie.

Les décoordinations du cœur, dont la coïncidence avec la double décoordination spléno-hépatique est si commune, se montrent moins souvent essentielles et primitives.

Nous n'avons trouvé dans nos observations que deux espèces, trois au plus, qui puissent être rangées dans cette division :

1º La décoordination cardiaque de la chlorose, avec prédominance générale du centre circulatoire;

2º La prédominance du cœur artériel caractérisant la diathèse arthritique. Peut-être, enfin, une cardiactasie primitive encore insuffisamment déterminée.

Déclarons ici, une fois pour toutes, que, par ces mots d'*essentielles* et de *primitives*, nous n'entendons parler que des manifestations organiques, des décoordinations dont il s'agit, et non des phénomènes intimes qui les constituent. La décoordination distincte d'un seul organe ne doit pas être considérée comme une maladie de cet organe, mais bien de tout l'ensemble organique, et n'est pas, à ce titre, plus *simple* que les décoordinations multiples.

Revenons à nos deux espèces de décoordination du cœur.

Celle qu'on observe dans la chlorose est peut-être la plus facile à constater.

Un cœur relativement énorme, placé au milieu de poumons très-sonores, et par conséquent se prêtant à la délimitation plessimétrique la plus nette, et entouré d'organes réduits au plus petit volume possible, tel est l'ensemble des signes caractéristiques de cette décoordination. Le foie n'a pas plus de six centimètres de hauteur, quelquefois il ne dépasse pas cinq. La rate elle-même, qui varie si peu en dehors des conditions de sa propre décoordination, ne dépasse pas trois centimètres et demi à quatre centimètres. Si on lui trouve une hauteur plus grande, il faut la considérer comme en corrélation défectueuse. L'abdomen est sonore comme un tambour, bien que son volume ne soit pas exagéré, bien que l'intestin ne semble pas distendu plus qu'il ne faut pour maintenir l'équilibre normal de la forme extérieure du ventre, de même que, dans les cas de ce genre, pourvu qu'il n'y ait point de complications, l'embonpoint est toujours suffisant pour que la pureté de la forme générale soit conservée.

Tels sont les cas que l'on a pu confondre avec l'anémie proprement dite, avec l'hypémie, si rarement simple, excepté lorsqu'elle est la conséquence de quelque hémorrhagie considérable, où la maigreur existe souvent, où le cœur présente un volume d'une exiguïté quelquefois surprenante.

Il est presque inexplicable que M. Bouillaud, qui a

fait de si belles recherches sur les maladies causées par défaut de sang, ait pu commettre une telle confusion.

Il est difficile de comprendre que l'illustre inventeur de l'organographie plessimétrique n'ait pas su voir ces cas où le volume excessif du cœur contraste si vivement avec celui du foie. Cela s'explique seulement par l'idée préconçue que le cœur doit être petit toutes les fois que le sang fait défaut. Cela s'explique par la confirmation que les faits observés d'anémie ou d'hypémie, bien plus nombreux que ceux de chlorose vraie, semblent apporter à cette idée; enfin, par l'insuffisance des moyens de délimitation employés par M. Piorry. Sa large plaque d'ivoire, en effet, n'a pu le détromper lorsque la pâleur des téguments, lorsque l'aspect général chloro-anémique, lorsque le faible volume du foie avaient déjà caractérisé la maladie, lorsqu'il n'avait aucun doute qui pût le mettre en garde sur l'état où devait se trouver réellement le cœur (*).

(*) On pourrait peut-être expliquer aussi qu'un observateur doué comme l'est M. Bouillaud ait pu laisser passer, sans les voir, les faits dont nous venons de parler, par l'insuffisance de la percussion délimitatrice telle que la pratique ce savant clinicien. La percussion sur le doigt médius ou sur l'index de la main gauche, en effet, suffisante pour traduire une obscurité de son même légère au sommet de l'un des poumons, ne donne que d'une manière très-vague les limites des organes profondément placés.

Aussi M. Bouillaud, qui, sans doute, s'est aperçu de la difficulté que présente la délimitation réelle du cœur, a-t-il renoncé depuis longtemps à chercher la projection thoracique du profil gauche de cet organe. Le moyen qu'emploie M. Bouillaud pour apprécier le volume total du cœur consiste à mesurer simplement l'espace mat, tantôt triangulaire, tantôt en forme de trapèze ou de quadrangle irrégulier qui représente presque toujours l'étendue de la surface cardiaque en rapport direct avec la paroi antérieure du thorax.

M. Bouillaud pensait, lors de la discussion académique relative à ce que l'on a mal étudié jusqu'à présent sous le nom de *maladie de Graves,* et pense peut-être encore aujourd'hui que cette matité, qualifiée par lui

Il ne s'agit pas seulement dans cette question de juger un procédé plus ou moins parfait de diagnose, c'est avant tout de la doctrine incitatrice et directrice de l'observation qu'il faut parler. On ne voit jamais que ce que l'on veut voir, et l'on ne cherche rien en dehors du champ d'investigation limité par une théorie.

L'état de corrélation organique est-il le *signe*, l'expression des répartitions dynamiques de la vie qu'un principe supérieur dirige, ou bien l'organe, l'instrument animé, est-il le *principe*, la cause, l'origine de la corrélation des fonctions? Tout est là.

Comment supposer d'avance, avec les idées de l'école organicienne dont nous venons de citer deux des plus brillants flambeaux, que, dans certains cas, tous les viscères étant exsangues, petits, rétractés, atrophiés même lorsque la durée de la maladie le leur a permis, on va trouver un cœur qui, sans être lésé en aucune façon, sans être *malade* (quel que soit le sens que l'on donne à ce mot), présentera une grosseur relative vraiment ex-

---

d'absolue, est en rapport géométrique à peu près exact avec le volume total de l'organe, et qu'elle peut tenir lieu d'une délimitation plus précise. Ce genre d'exploration n'est guère plus parfait que la percussion immédiate d'Auenbrugger et de Corvisart, et les données qu'il fournit (en dehors des cas d'hypertrophie considérable où l'on pourrait à la rigueur établir le diagnostic sans employer la percussion) sont si peu constantes, que neuf dessins, pris au hasard et faits d'après nature pour étudier les rapports anatomiques de la région précordiale nous ont présenté des rapports précisément inverses, c'est-à-dire que les espaces les moins larges correspondaient aux cœurs les plus volumineux.

Nous avons adressé à l'Académie de médecine, pendant la discussion sur le *goître exophthalmique*, ces neuf dessins que nous avions tracés en recueillant les moindres circonstances de neuf expériences de percussion pratiquées sur le cadavre, à l'hôpital de la Charité. Ils représentaient les espaces mats de M. Bouillaud, mesurés avant l'autopsie, et les conditions anatomiques qui leur correspondent. Ces neuf dessins sont restés aux archives de l'Académie.

traordinaire? Comment s'expliquer cela par les lois de la mécanique? En quoi l'anatomie pathologique éclairera-t-elle la question? Aucune explication n'est admissible en dehors de notre conception de la puissance de coordination organique, et de la décoordination possible des organes sous les influences combinées de l'évolution vitale et des actions instables, multiples, parfois confuses des milieux.

Cette décoordination du cœur a donc pour cause l'évolution métamorphique soit accidentelle, soit prédéterminée, à laquelle on doit donner le nom de chlorose, puisque les médecins qui ont employé ce mot pour la première fois l'ont appliqué surtout à l'ensemble des symptômes observés chez les êtres soumis à cette évolution.

Ce mouvement de transformation comprenant tout l'ensemble de l'organisation vivante apparaît seulement chez des êtres dont le type originel ou germinal peut le permettre, et constitue toujours une supériorisation de ce type. Nul ne l'a mieux compris que le docteur Henri Favre, et nul n'a mieux que lui caractérisé cette évolution, lorsque ce médecin naturaliste l'a comparée aux métamorphoses des insectes, lesquels passent, comme on sait, de l'état de larve à celui de chrysalide, et de l'état de chrysalide à celui d'insecte parfait, et l'a considérée comme la représentation dans l'ordre humain de ces faits qui sont plus visibles dans l'ordre zoologique inférieur.

Avant le docteur Favre et avant nous, quelques médecins, Beau, entre autres, avaient constaté l'augmentation de volume du cœur dans la chlorose, mais ils n'avaient pas même essayé de rattacher cette circonstance à des faits pathologiques ou physiologiques plus généraux.

L'autre espèce de décoordination du cœur, dont le signe même n'avait jamais été soupçonné avant nous, consiste en ce que sa partie gauche ou artérielle prédomine d'une manière très-évidente sur sa partie droite ou veineuse. La cloison inter-ventriculaire, au lieu d'être située beaucoup plus près des limites gauches que des limites droites, se rapproche beaucoup de ces dernières ; elle occupe le milieu de la projection du cœur sur les parois pectorales et se confond avec le grand axe de la figure organographique du cœur ; souvent même elle s'avance vers la limite gastro-hépatique au point que la projection de la cavité ventriculaire droite est égale à celle de la cavité ventriculaire gauche, et même que cette dernière est beaucoup plus grande que l'autre.

Des différences correspondantes se remarquent aussi du côté des épaisseurs pariétales, mais elles sont moins évidentes, parce que la prédominance des parois ventriculaires gauches en rapport avec la grande circulation constitue l'état normal, et que, dans la décoordination dont nous voulons parler, cette prédominance est simplement exagérée, tandis que les rapports d'étendue des cavités ventriculaires, ou plus exactement de leurs projectiles, sont complétement renversés.

Nous avons toujours trouvé ces conditions en rapport avec la prédominance des acides dans l'organisme, avec la production de la gravelle, des calculs vésicaux et de diverses espèces de calculs ; quelquefois, par exemple, avec une prédisposition marquée aux accidents qui, du côté des conduits excréteurs de la bile, sont communément attribués à la présence de petites concrétions engagées

dans ces conduits; avec la plupart des troubles morbides dont les articulations sont le siége; avec tous les
accidents si nombreux et si variés qui signalent cette
famille rebelle de maladies que l'on comprend sous la
dénomination de *goutte* ou de *mal arthritique*.

Ceci nous explique pour quelle raison, dans le rhuma-
tisme articulaire, lorsque, suivant la loi de coïncidence
découverte et formulée par M. Bouillaud, le cœur est pris
de phlegmasie aiguë, c'est principalement le cœur gauche
qui se laisse envahir par l'inflammation, et pour quelle
raison aussi la même chose arrive, lorsque le cœur finit
à la longue par subir les plus graves atteintes, et par
présenter les plus incurables lésions, dans certaines espèces de ces affections chroniques des articulations, assez
mal étudiées jusqu'à présent, dans une de ces arthrites à
marche lente, à longues évolutions, survenant sans que
la cause rhumatismale (c'est-à-dire l'action du froid)
puisse être surprise ou invoquée.

Dans les faits analogues à ceux dont nous venons de
parler, on voit, en quelque sorte, le cœur jouer le rôle
d'un organisme et ses parties se décoordonner, de même
que le centre circulatoire, en d'autres cas, se décoordonne par rapport à la totalité de l'être; c'est ainsi qu'on
peut observer des décoordinations avec prédominance du
cœur droit ou bien des oreillettes artérielle ou veineuse,
mais ces dernières sont difficiles à observer, parce que
les mouvements de tout le système cardiaque subissent
des changements tellement grands sous l'influence des
causes extérieures, et ces changements sont si fugaces et
si rapides qu'il est difficile même de les saisir, à plus forte
raison de les étudier. Dans les cas où l'on peut constater
des modifications constantes et relativement permanentes

de la forme et du volume des oreillettes, on les trouve le plus souvent en rapport avec des conditions de la circulation étrangères au cœur, et c'est alors dans les fonctions distributives du système nerveux ganglionnaire qu'il faut aller chercher les causes de ces diverses perturbations.

Nous devons d'ailleurs ajouter que nous n'avons jamais observé les troubles de cette espèce sans qu'il existât en même temps d'autres décoordinations de plusieurs parties essentielles, et encore est-il assez rare de rencontrer un cas *simple* de décoordination du cœur avec prédominance artérielle.

Nous ne pouvons, dans cette étude sommaire des causes des principales décoordinations organiques, nous étendre beaucoup sur celles du tube digestif, si fréquentes surtout dans la première enfance et dans l'extrême vieillesse, sur celles des poumons, qui se produisent à toutes les époques de la vie, mais plus particulièrement peut-être dans la jeunesse en pleine floraison.

La plupart des causes déjà indiquées à propos des décoordinations du foie, de la rate et du cœur interviennent pour produire presque toutes celles que nous connaissons, et quand l'une d'elles s'est produite, on en voit plusieurs autres la suivre de près. On peut dire que la décoordination appelle et favorise la décoordination. C'est l'image de ce qui souvent advient dans le cours d'une destinée humaine en lutte avec les hostilités tantôt aveugles, tantôt conscientes, répandues dans les milieux sociaux où elle doit s'accomplir ; c'est un cas particulier de la loi universelle qu'un sage des temps passés exprima par ce cri de douleur amère : *Malheur, je te bénis si tu viens seul !*

Mais en nous occupant de cette question toute nouvelle d'étiologie, que nous pénétrerons un peu plus profondément en exposant les faits qui ont servi de point de départ à nos induction, nous ne saurions passer sous silence l'une des conditions les plus importantes et les plus générales de l'origine des décoordinations organiques. Nous voulons parler de l'hérédité. Dans tous les cas où nous avons pu comparer les types de corrélation organique des êtres soumis à notre observation avec ceux de leurs ascendants ou ceux de leurs collatéraux, nous avons trouvé toujours entre eux les rapports les plus frappants de ressemblance, non-seulement dans les genres de décoordination qu'ils nous présentaient, mais encore dans les formes mêmes et dans les volumes relatifs des organes explorés en parfaite corrélation.

De toute évidence, le germe contient, en outre de certains traits parfaitement individuels et nouveaux, comme un reflet de la forme générale de l'être qui le fournit et de celui qui le conserve pendant les périodes initiales de son évolution; les faits dont nous venons de parler tendent à prouver qu'en lui se retrouvent aussi reproduites, bien qu'en un mode moins apparent, les principales altérations formelles qui expriment les décoordinations organiques. Un être en naissant peut donc apporter un certain nombre de décoordinations soit *effectives*, soit simplement *virtuelles*, par cela seul que sa forme intime, constituée par certains groupes de systèmes dynamiques diversement équilibrés, se trouve représentée dans son germe au moins en puissance d'évolution tout aussi bien que sa configuration visible.

C'est ainsi que des facultés spéciales, constituées en virtualités prédéterminées dans les centres nerveux, peuvent se transmettre par hérédité de la même façon que certaines aptitudes morbides ; et les faits de cette espèce ne sont pas plus difficiles à concevoir que la reproduction des formes de la main, que la reproduction de la couleur des yeux, sans parler, bien entendu, de l'inconnue dont l'action se mêle à ces transmissions héréditaires comme on voit cette action mystérieuse se mêler d'ailleurs, partout et toujours, à toutes les choses existantes.

XVI

Inductions complémentaires.

Puisque cette idée des choses cachées qu'on sent, en quelque sorte, palpiter sous les phénomènes accessibles, vient s'offrir comme d'elle-même à notre esprit, qu'il nous soit permis, en terminant ces considérations sur les causes des décoordinations organiques, de présenter la formule générale de ces causes ; et, de cette formule, nous nous élèverons, aidé de toutes les données que peut nous fournir la science, jusqu'à la conception de la cause générale de la pathologie, répondant du même coup à cette fameuse question de l'existence et de la permanence du mal, si longtemps réputée insoluble, et dont les philosophes n'ont su tracer la formule d'une main tremblante que pour la contempler avec stupeur.

Nous dirons tout d'abord, pour que notre induction soit au moins énoncée, que la cause générale des décoor-

dinations organiques consiste toujours en un défaut de
concordance entre la destinée d'un être et les conditions complexes des milieux qu'il habite, ou dans lesquels il se meut accidentellement; mais pour rendre
cette exégèse intelligible, nous devons prendre la question de plus haut et de plus loin, et mettre à leur rang,
autour d'elle, les conceptions générales qui peuvent s'y
rapporter.

I

Tous les êtres organiques ont une activité propre, une
forme, une destination, des lois certaines présidant aux
évolutions successives de leur existence terrestre, et
toutes les phases de leur vie corporelle sont prédéterminées.

II

Les êtres humains, en outre de leur destinée planétaire ou physiologique, qui suit une marche analogue à
celle de toutes les choses que l'organisation régit, doivent
accomplir, à la faveur de cette évolution germinale qui
finit à la mort, une évolution supérieure que nous ne
voyons pas finir.

III

La concomitance de ces deux destinations originelles,
la ligne harmonique résultante qui représente leurs rela-

tions, sorte de voie tracée par la puissance de coordination générale et que doit suivre pour sa sauvegarde la puissance de liberté, nous la nommons la *destinée*.

IV

C'est par la puissance de coordination générale que l'œil est en rapport avec la lumière et la lumière avec l'œil, c'est à cette puissance qu'appartient l'unité de plan qu'on remarque dans la composition des êtres organisés, c'est à elle qu'appartient la relation établie entre la puissance de coordination supérieure humaine que nous venons de nommer puissance de liberté, et les activités enchaînées dont la fatalité se compose.

V

La fatalité résulte, en effet, des conditions éternelles et immuables du temps et de l'espace ; son caractère flagrant est de ne pouvoir être conçue par une intelligence autrement qu'elle n'est en réalité ; sa représentation dans l'ordre du savoir humain se nomme *la mathématique ;* son règne est sans bornes dans le plein comme dans le vide, tout ce qu'on nomme nombre lui obéit ; la force qui, sans la durée et sans l'étendue ne saurait se manifester, est par cela même soumise à toutes ses lois ; ce qu'elle n'admet point se nomme l'absurde ; une formule peut exprimer l'absurde, mais la conception ne saurait le contenir ; rien ne peut être opposé à la fatalité qu'elle-même.

VI

L'organisation vivante, la liberté idéale, la providence créatrice sont des puissances de coordination ; elles mettent les forces en ordre ; elles font naître et fleurir des formes. Les caractères spéciaux des formes sont d'être étendues, immatérielles, imprévues, divisibles et conditionnelles en tant qu'espace, inconditionnelles et indivisibles en tant que formes ; elles viennent de l'invisible et de l'ineffable ; elles peuvent être effectivement anéanties par la destruction de leurs limites matérielles ; elles ne résistent à rien et suivent les lois de tout ce qui est nécessaire en tant qu'elles sont empreintes et fixées dans la matière ; elles sont à ce point de vue en butte à tout ce qui est fortuit.

VII

La matière a pour véritable fonction de recevoir et de conserver les formes, de leur donner une permanence relative, une durée ; nous ne pouvons imaginer des formes séparées des conditions matérielles qui les font distinguer, discerner, concevoir ; et celles que crée notre puissance de coordination supérieure ne pourraient se manifester sans la matière cérébrale ; au sein de cette matière, en effet, l'action des forces diverses qui s'y distribuent nous permet de saisir la représentation sensorielle des formes qui s'y reproduisent et de celles qui s'y créent.

VIII

La forme la plus simple qui enveloppe la force et qui puisse la manifester en mode nécessaire ou fatal dans la réalité extérieure, est la sphéricité d'attraction ou de propulsion qui crée tous les globes et les pesanteurs de ces globes, dont les lois sont identiques partout et toujours ; viennent ensuite les tourbillons qui déterminent les mouvements de la gravitation universelle, et, des activités tourbillonnantes agissant sur les sphères attractives résultent les relations inévitables des translations et des pesanteurs astrales dont s'occupe la mécanique céleste.

IX

Les formes anorganiques des *cristaux*, formes innombrables, variées, mais géométriques, sont produites par des phénomènes de coordination spéciale obéissant à des conditions immuables d'angles, de volumes, de plans, de symétrie arrêtée et rigide, conditions absolument incompatibles avec celles où s'accomplissent les évolutions des formes organisées.

X

Puis, au milieu de ces premières déterminations du consensus créateur, s'épanouit le règne magnifique des

formes complexes unifiées, mobiles, évolutives, fonctionnelles, rayonnantes, vivantes.

XI

Nous ne parlerons ici que pour mémoire et pour
compléter la triade des règnes morphologiques, des
formes idéales qui naissent seulement dans un nombre
très-limité d'encéphales humains, formes qui peuvent
prendre ou ne prendre pas de *substratum* physique, se
fixer ou ne se fixer point par une réalisation extérieure.

XII

Lorsqu'on porte un regard attentif sur ces coordina-
tions, lorsqu'on pénètre au milieu de toutes ces formes
composant ce qu'on a nommé le *monde*, et d'où résultent toutes les fatalités véritables que l'on peut étudier
et concevoir, on s'aperçoit bientôt, en poursuivant cette
recherche, que tout n'est pas *mundus* et *cosmos* dans
cet ensemble, que tout n'est pas compris dans ces formes
sériées et mutiples, que toutes les formes n'obéissent
pas aux conditions nécessaires correspondant aux modes
divers de la création, qu'un certain nombre d'entre elles
s'échappent et s'élancent indomptées, impersonnelles,
diffuses, errantes au travers de tout ce qui existe, de
tout ce qui s'élabore, de tout ce qui se constitue, n'obéissant à rien qu'à leur nature d'impulsion incondition-
nelle. On voit qu'elles sont l'activité dans l'indétermi-
nation ; elles sont, à la fois, le champ d'action et l'obstacle

de toute activité supérieure, de toute puissance coordo-
natrice, de toute liberté, tandis que la fatalité, tout au
contraire, en est la condition fondamentale, la garantie,
la sécurité, l'assise.

XIII

Toute existence doit les combattre, les conquérir et les
gouverner. Toute existence peut être brisée ou inter-
rompue par elles. En elles réside le principe de toute
perversité. Elles se nomment le *hasard*.

XIV

Or, comme les organisations vivantes ne peuvent
apparaître, sous la sauvegarde de l'immuable fatalité,
avant que les formes anorganiques primordiales se
soient déjà constituées, au milieu des forces diffuses et
des conditions fortuites que ces forces déterminent, on
comprend dans quels rapports se trouvent ces deux
conditions générales : les activités unifiées, individuelles,
organisatrices, d'une part, les tensions divergentes, in-
saisissables, inconscientes, accidentelles, les atmosphères
dynamiques de l'autre.

Tels sont, en effet, les deux termes de l'existence évolutive des êtres, sur le solide terrain des fatalités indifférentes.

XV

La puissance de coordination victorieuse luttant
contre les hasards impersonnels et malfaisants, telle est
la vie. L'impossibilité qu'il existe une corrélation exacte
entre ce qui est formel et ce qui est indéterminé, et par
conséquent, l'impossibilité, pour toute puissance consciente, de parer tous les coups dans cet éternel combat
où cependant s'accroît toujours sa domination sur les
éléments qu'elle coordonne. Telle est la cause de tout
mal.

XVI

Voilà pourquoi le sort de l'homme est de poursuivre
jusqu'à la mort sa destinée, en faisant prédominer en
lui tout ce qu'il sent de supérieur; pourquoi c'est son
droit et son devoir de se défendre en vue de son élévation spirituelle et corporelle contre tous les dangers
qui l'environnent : c'est pour cela qu'il ne peut leur
échapper, ni toujours, ni complétement; c'est pour cela
que la décoordination se produit et que la maladie
existe; c'est ainsi que la pathologie a son principe spécial, et que ce principe est irresponsable; c'est pour
cela que la médecine a sa raison d'être et que la thérapeutique est possible aussi bien que l'hygiène. Ces deux
sciences ont pour but de maintenir les êtres dans la
réelle valeur de leur type, dans l'harmonie vraie de leur

forme, afin que leur destinée s'accomplisse selon l'idéal divin vers lequel nos yeux doivent être tournés, pour que notre âme ait en elle la plus grande puissance et la plus grande sérénité.

FIN

PARIS. — IMPRIMERIE L. POUPART-DAVYL, 30, RUE DU BAC

9 782016 195017